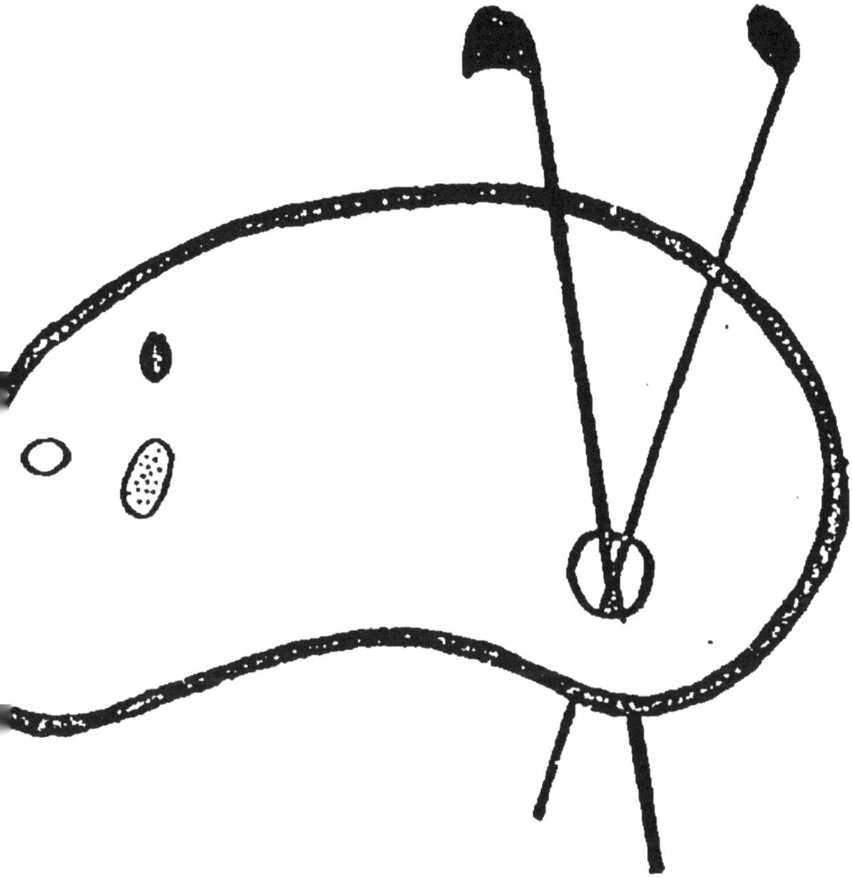

DEBUT D'UNE SERIE DE DOCUMENTS
EN COULEUR

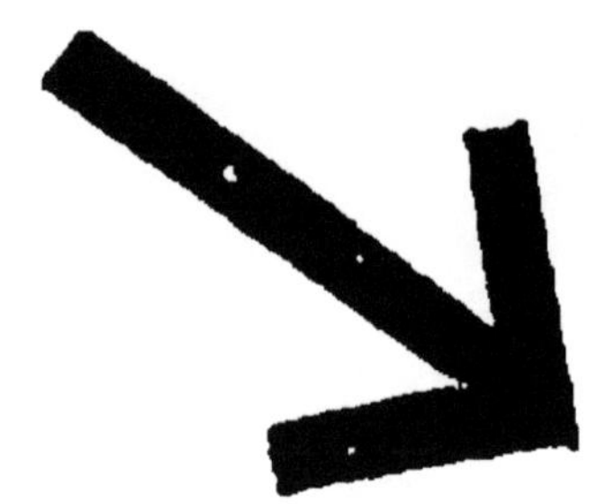

Couverture inférieure manquante

LES DANGERS
DE L'ALCOOLISME

PAR

Jules STEEG

Inspecteur général de l'Instruction publique
Directeur du Musée pédagogique

| Lectures scolaires | Problèmes |
| Maximes | Sujets de Rédactions |

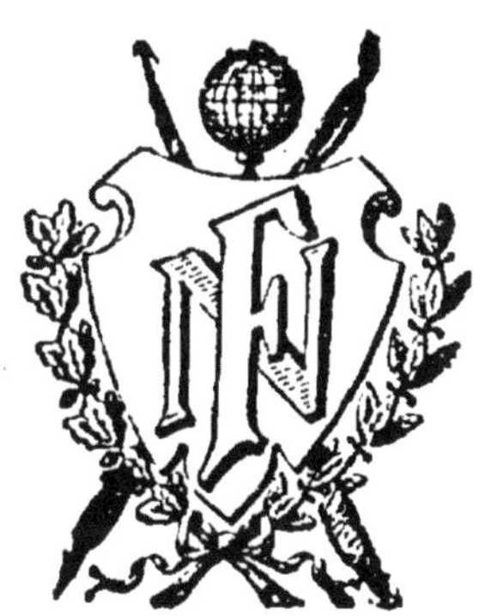

PARIS

LIBRAIRIE CLASSIQUE FERNAND NATHAN

18, RUE DE CONDÉ, 18

1896

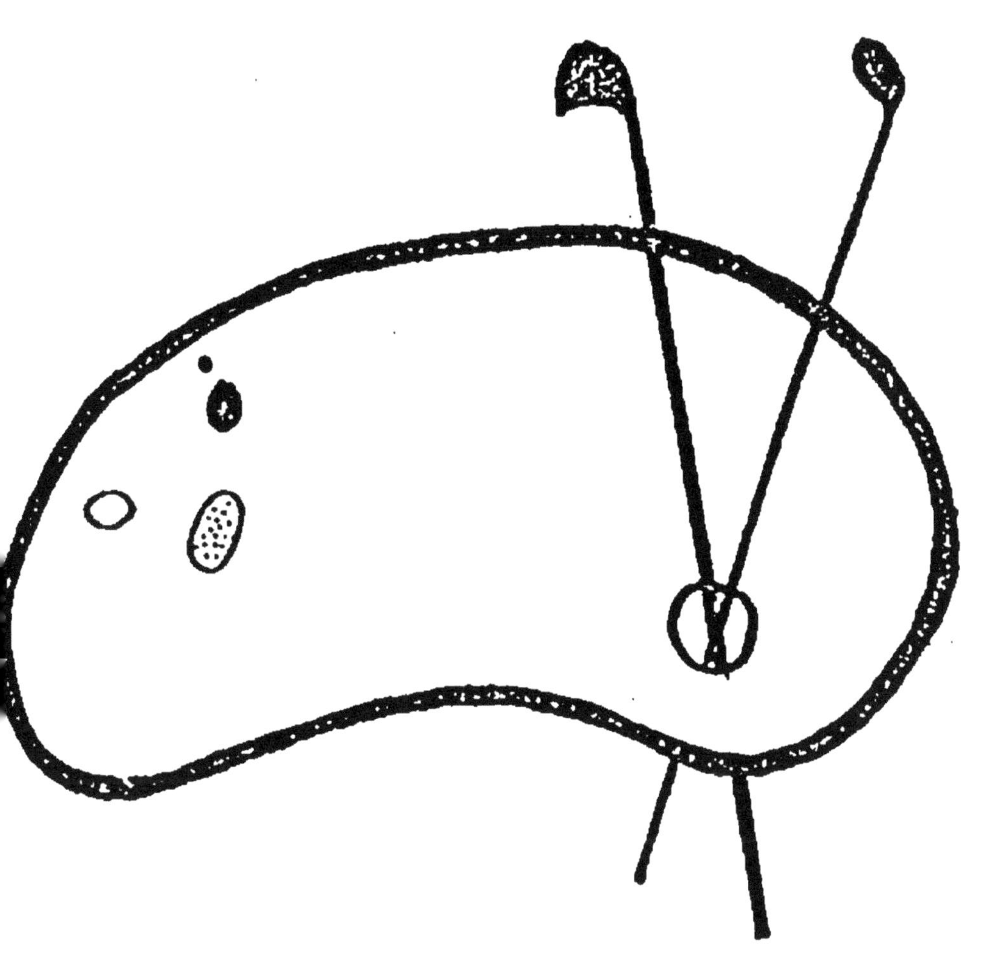

FIN D'UNE SERIE DE DOCUMENTS
EN COULEUR

LES DANGERS

DE L'ALCOOLISME

LES DANGERS
DE L'ALCOOLISME

PAR

Jules STEEG

Inspecteur général de l'Instruction publique
Directeur du Musée pédagogique

| Lectures scolaires | Problèmes |
| Maximes | Sujets de Rédactions |

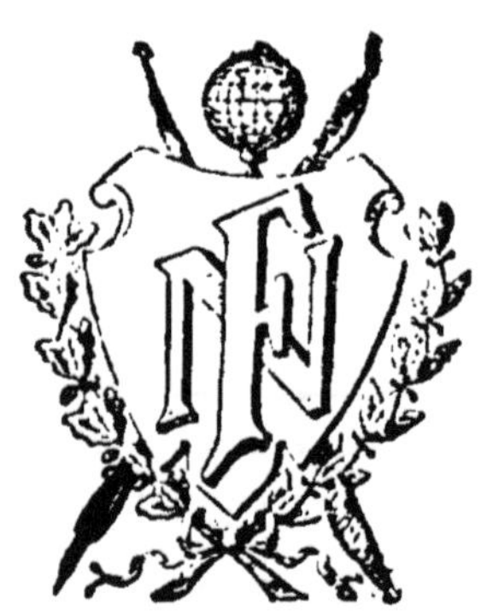

PARIS

LIBRAIRIE CLASSIQUE FERNAND NATHAN

18, RUE DE CONDÉ, 18

—

1896

A LA MÊME LIBRAIRIE

R. PESSONNEAUX et POSTEL. — **Lexicologie française abrégée, avec nombreux exercices. 1 vol. in-12.** **1 25**

R. PESSONNEAUX et GAUTIER. — **Lexicologie française (origine, formation, signification des mots). 1 vol. in-12, 3 fr. ; relié toile.** **3 50**

R. PESSONNEAUX. — **100 Dictées préparatoires au Brevet élémentaire. 1 vol. in-12, relié toile.** **3 »**

R. LAVIGNE. — **Sujets de Compositions françaises (causeries et plans). 1 vol. in-12, broché.** **2 75**

BOUVIER et LETRAIT. — **Lectures et Leçons d'Agriculture et de Sciences physiques et naturelles. 1 vol. in-12, cart.** **1 50**

BOUVIER et LETRAIT. — **Problèmes et Rédactions d'Agriculture. 1 vol. in-12, broché.** **» 15**

Dr VAN GELDER. — **Éléments de Sciences physiques. 1 vol. in-12, relié f. toile.** **2 »**

Dr VAN GELDER. — **Éléments de Sciences naturelles. 1 vol. in-12, relié f. toile.** **2 »**

BOURGUEIL. — **Droit usuel et Économie politique. 1 vol. in-12, relié f. toile.** **2 25**

O. PAVETTE. — **L'Enseignement de la Morale et de l'Instruction civique. (*Conseils et directions*). 1 brochure in-12.** **0 30**

O. PAVETTE. — **L'Enseignement des Sciences et de l'Agriculture. (*Conseils et directions*). 1 brochure in-12.** **0 30**

PRÉFACE

Ce petit livre a pour objet de faire connaître le plus clairement et le plus complètement possible à nos écoliers les funestes effets de l'alcoolisme.

La plupart du temps on pèche par ignorance.

On sait bien que l'ivrognerie est un mal, mais on ne sait pas assez que c'est un des plus grands maux qui puissent atteindre un homme et une société.

On sait que l'abus des boissons spiritueuses est dangereux, mais on ne sait pas assez que l'usage même est un danger, que l'habitude de boire de l'alcool, même sans aller jusqu'à l'ivresse, peut avoir les conséquences les plus redoutables.

On ne sait pas que l'alcool n'est pas un fortifiant, un réconfortant, que ce n'est pas une nourriture.

On ne sait pas que l'alcool est un poison.

Il faut le dire, le répéter, le prouver.

Il faut que les enfants sachent cela, pour qu'ils prennent l'alcool en dégoût et en horreur. et qu'ils ne soient pas exposés, une fois jeunes gens et hommes, à succomber aux tentations qui se présenteront à eux sous tant d'aspects divers. Il faut que, derrière toutes les apparences, au fond des bouteilles et des verres, sous le déguisement de plaisir et de gaîté, ils discernent l'ennemi, le poison, le spectre.

Nous nous sommes adressé aux autorités scientifiques les plus compétentes, nous avons réuni en ce recueil tout ce qui nous a paru propre à éclairer, à instruire, à persuader.

C'est aux maîtres à faire le reste, à expliquer, à commenter, à tirer bon parti des matériaux que nous leur offrons. Le savoir qu'ils inculqueront à leurs élèves sur un tel sujet sera aussi utile à leur avenir et à leur pays, que les connaissances qu'ils leur donnent en arithmétique, en orthographe ou en histoire.

J. St.

LES DANGERS DE L'ALCOOLISME

—

LECTURES SCOLAIRES

1. — LA CHEMINÉE DE JÉROME

— Vois-tu, dans ce bâtiment, me dit Mauricet, la haute cheminée qui se dresse près du pignon, et que j'appelle la cheminée de Jérôme? C'est là que ton père s'est tué!

Je tressaillis jusqu'au fond des entrailles, et je regardai la cheminée fatale avec une espèce d'horreur mêlée de colère.

— Ah! c'est là, répétai-je d'une voix qui tremblait; et comment la chose est-elle arrivée?

— Ni par la faute du bâtiment, ni par la faute du métier. L'échafaudage était bien établi, le travail sans danger; mais ton père est venu là en descendant de la barrière; la vue était trouble, les jarrets ne se connaissaient plus, il a pris le vide pour une planche, et il s'est tué sans excuse... Le père Jérôme eût été un vaillant ouvrier, si la gourmandise ne l'avait perdu; à force de s'attabler chez les marchands de vin, il y avait laissé sa force, son adresse et son esprit. Mais, bah! on ne vit qu'une fois, comme dit cet autre; il faut bien s'amuser avant son enterrement. Si les veuves ou les orphelins ont faim ou froid plus tard, ils vont au bureau de charité, et ils soufflent dans leurs doigts. N'est-ce pas ton opinion, dis?

Et il se mit à chanter un refrain bachique alors à la mode.

J'étais humilié, confus, et je ne savais que répondre ; je sentais bien que Mauricet ne parlait pas sérieusement ; mais l'approuver m'eût fait honte ; le contredire, c'était me condamner. Je baissai la tête sans rien dire. Cependant il continuait à regarder ce pignon maudit.

— Pauvre Jérôme, reprit-il en changeant de voix et comme attendri, s'il n'eût pas suivi les mauvais exemples quand il était jeune, nous l'aurions encore avec nous ; sa mère Madeleine reposerait son vieux corps, et toi tu trouverais quelqu'un qui te montrerait la route. Mais non, il n'y a plus rien de lui, pas même un bon souvenir, car on ne regrette que les bons ouvriers. Quand le malheureux s'est écrasé là sur le pavé, sais-tu ce qu'a dit le tâcheron ?

— Un ivrogne de moins, enlevez et balayez!...

Quand tu voudras recommencer ta vie d'hier, regarde d'abord de ce côté, et le vin que tu boiras *aura le goût de sang*.

Em. SOUVESTRE.

MAXIME

Il n'y a rien que les hommes aiment mieux à conserver, et qu'ils ménagent moins, que leur propre vie.

2. — LES BOISSONS

Il faut boire. La soif est un besoin que l'homme doit satisfaire, comme il doit satisfaire la faim. Que boit-il ? Que doit-il boire.

I

La *boisson naturelle*, la plus universelle, la plus nécessaire et la plus salutaire, c'est l'eau. L'eau entre dans la constitution de notre corps, pour une partie considérable, qu'on peut évaluer à environ 60 0/0 ; presque tous les organes de notre corps renferment de l'eau. Cette eau entre et sort, elle est éliminée constamment en grande quantité, par les poumons, par la peau, par les reins. Il faut reconstituer ce qui est perdu ; il faut boire de l'eau.

L'eau est le seul liquide que réclame l'organisme quand nous avons soif. L'eau est l'unique boisson de tous les êtres vivants.

Il y a des précautions à prendre pour l'eau : il faut qu'elle soit pure ; l'eau de source est la meilleure. L'eau des rivières doit être filtrée ; il est quelquefois nécessaire de la faire bouillir pour détruire les germes impurs qu'elle pourrait renfermer.

Une autre boisson naturelle, qui renferme une très grande proportion d'eau, c'est le lait ; il est l'aliment et la boisson du petit enfant ; il peut servir de boisson à l'homme, à la condition de ne pas prendre en même temps des aliments acides qui empêcheraient de le digérer.

II

Au premier rang des *boissons artificielles*, parce qu'elles sont souvent un bienfait, et même une nécessité dans les régions froides et humides, il faut placer les **infusions**, soit de *thé*, soit de *café*, soit de *maté*, sorte de tisane très en usage dans l'Amérique du Sud, etc. Ces infusions sont stimulantes, réconfortantes et même nutritives. Le thé chaud dans les jours humides, le café versé dans l'eau fraîche pendant les jours de chaleur, pendant les travaux de la moisson, ou après les marches militaires, sont agréables et toniques. Voilà des boissons à recommander lorsque l'eau n'est pas de première pureté, ou que les circonstances demandent un léger excitant.

III

Un autre genre de boissons artificielles, connues depuis longtemps dans le monde, ce sont les boissons fermentées. Les principales, dans notre pays du moins, sont : le *cidre*, la *bière*, le *vin*.

Le **cidre** est le produit de la fermentation du jus de pommes écrasées. Il contient, selon les espèces, de 3 à 6 0/0 d'alcool. Cette boisson était familière aux anciens Gaulois ; elle fut oubliée en Normandie, après la conquête de cette province par les Normands ; puis, elle y est redevenue indigène.

La presque totalité du cidre, en France, provient des départements contenus dans les anciennes provinces de Normandie, Bretagne, Picardie et Maine.

Le **cidre**, pris avec excès, produit de graves troubles d'estomac ; la plupart du temps, les buveurs invétérés y ajoutent de l'alcool qui le rend tout à fait nuisible.

La **bière** est un liquide fermenté fait avec de l'eau, de l'orge germée et du houblon. L'orge germée a la faculté de transformer une partie de sa substance en amidon, puis en glucose, et ce glucose se transforme, par le fait de la fermentation, en alcool. Le houblon, qu'on fait bouillir avec le moût de l'orge donne à la liqueur une certaine amertume et des éléments qui servent à la conserver.

La bière était connue des peuples antiques, Égyptiens, Grecs et Romains, et, sous le nom de *cervoise*, des anciens Gaulois et Germains.

La **bière** est une boisson rafraîchissante et tonique, mais à la double condition d'être prise avec modération et de n'être pas falsifiée. Les falsifications de la bière sont nombreuses ; on y introduit de mauvais alcool pour suppléer à l'orge et d'affreuses drogues, dont quelques-unes toxiques, pour remplacer le houblon.

L'abus de la bière produit la diminution des forces, la lourdeur, l'hébétude[1], l'obésité ; il prédispose à la goutte et à diverses maladies. L'ivresse de la bière est pesante et douloureuse.

On boit un verre de bière pour se rafraîchir, un second verre pour trinquer avec un ami, un troisième par désœuvrement, et puis l'habitude vient peu à peu de faire de son corps un tonneau.

Le **vin** est le produit de la fermentation alcoolique des raisins frais. C'est la boisson artificielle la plus anciennement connue dans l'histoire. La production du vin est une des principales richesses de la culture dans les pays de climat modéré : au premier rang la France, puis l'Es-

---

[1] *Hébétude*, apparence qu'ont les personnes hébétées.

pagne et l'Italie, la vallée du Rhin, la Hongrie, la Grèce, l'Algérie, la Tunisie et la colonie du Cap ; depuis quelques années, cette production est devenue considérable en Amérique, dans la Californie, le Mexique, l'Amérique du Sud et en Australie.

Les vins sont de qualité bien diverse : lorsqu'ils sont purs, ils peuvent, comme le cidre et la bière, servir utilement à désaltérer, à stimuler et même à alimenter l'organisme. Ils contiennent, moins que la bière et plus que le cidre, quelques éléments nutritifs, mais en beaucoup plus petite quantité qu'on ne se l'imagine d'ordinaire.

L'usage modéré du vin est inoffensif, quand il est naturel et trempé d'eau. L'abus du vin produit l'ivresse, cet état où l'homme n'est plus maître de lui-même, perd la raison, la conscience et la dignité. L'ivresse répétée cause des désordres dans les fonctions organiques.

Les buveurs immodérés de vin éprouvent des rêves pénibles, des cauchemars, des insomnies, ont des tremblements et parfois du délire. L'estomac s'altère, devient le siège de lourdeurs et de souffrances ; la digestion est difficile ; le foie et la rate se gonflent et causent de cruels malaises. Le sang se porte à la face et au nez, l'organisme s'affaiblit et devient la proie facile des maladies, auxquelles il n'est plus en état d'opposer de la résistance.

Ajoutons que le vin, dont le prix relativement élevé est un appât à la fraude, est l'objet de mille falsifications presque toutes dangereuses. L'abus du vin naturel est nuisible ; l'abus du vin falsifié cause au corps humain un mal irréparable.

IV

Les *boissons distillées* ne sont, en aucune manière, destinées à étancher la soif ; bien au contraire, elles l'irritent ;

elles irritent les muqueuses, enflamment le palais et la gorge. Elles sont d'origine moderne. Les Arabes ont découvert l'*al-cohol* (chose subtile) en faisant chauffer le vin dans des cornues. C'est seulement au xiiie siècle qu'il fut introduit en France par Arnaud de Villeneuve ; on le prenait alors comme un médicament destiné à rendre la santé et la vie aux malades, d'où est venu son nom si trompeur d' « eau-de-vie », qui pourrait si légitimement se transformer en celui d' « eau-de-mort ».

Depuis le siècle dernier, la chimie a enseigné à retirer l'alcool de toutes sortes de produits, autres que le vin : des grains, des pommes de terre, des betteraves, de la mélasse, etc.

Ces alcools, sous les noms d'eaux-de-vie, de cognacs, d'armagnacs, de trois-six, de gin, de whisky, de genièvre, de schnaps, de schnick, de pousse-café, etc., sont devenus d'un usage général. Ce ne sont pas des boissons rafraîchissantes, elles ne sont ni bienfaisantes, ni désaltérantes, ni nutritives, elles sont exclusivement enivrantes. Elles produisent à la bouche et au cerveau un chatouillement, une excitation, une chaleur qui étonnent, qui font plaisir, qui tombent vite et qu'on tient à renouveler. C'est un plaisir nerveux qu'on cherche, et qu'on trouve d'abord.

Mais, peu à peu l'impression s'émousse, il faut renouveler et augmenter les quantités. Par malheur, ce qu'on ingurgite ainsi est un poison, au même degré, mais avec d'autres effets, que le laudanum ou l'arsenic. Les effets de ce poison sont lents, mais sûrs. Il s'attaque d'abord aux fonctions nerveuses, produit des troubles de la sensibilité, du mouvement, des facultés mentales et va même jusqu'à la folie ; il produit des désordres dans les fonctions nutritives et digestives ; il hâte la vieillesse et la mort.

V

On a eu l'idée de dissimuler l'aiguillon de l'alcool sous des enveloppes et des déguisements divers ; on a voulu le rendre plus attrayant, plus doux, plus sucré, plus parfumé ; on a inventé les *boissons distillées additionnées d'essences diverses*.

On les appelle : anisette, curaçào, cassis, chartreuse, bénédictine, kummel, etc. Ou bien, on les désigne sous le nom d'*apéritifs*, comme si, au contraire, ces poisons, même aromatisés, ne fermaient pas l'appétit ; on leur donne aussi le nom d'*amers*, en spéculant sur le fait que l'amertume au goût passe pour l'indice d'une boisson salutaire. Ou bien, c'est le *vermouth*, alcool mélangé en grande mesure à du vin blanc infusé d'herbes ; ou encore, c'est la terrible *absinthe*, plus fatale au genre humain que la peste ou le choléra.

Ces boissons, qui empâtent la bouche, qui affadissent l'estomac, qui troublent le cerveau, sont des poisons pires encore que le simple alcool, parce qu'elles ajoutent aux funestes vertus de l'alcool la puissance néfaste d'huiles essentielles dont les effets sont plus rapides encore.

L'abus de ces boissons alcooliques parfumées d'essences, si agréables au goût, que les enfants eux-mêmes croient pouvoir se permettre comme étant des « liqueurs douces », mène promptement au tremblement des membres, à la paralysie, à des accès épileptiques, à la démence. Cet abus affaiblit en peu de temps l'organisme et prédispose à la phtisie, qui fait tant de victimes dans la jeunesse.

En résumé, ne boire qu'à sa soif, fuir l'alcool comme le feu, user modérément des boissons dites hygiéniques, telles que le cidre, la bière ou le vin, mais surtout se plaire à l'eau, la bonne eau, bien limpide, bien fraîche, transparente, belle à voir, douce à boire.

3. — UNE DÉCOUVERTE DES ALCHIMISTES

C'est du moyen âge que date la découverte de l'eau-de-vie. Les anciens avaient inventé des procédés de distillation, mais n'avaient pas réussi à séparer et à isoler l'alcool. Les alchimistes du moyen âge y sont parvenus ; ils l'ont d'abord appelé *eau ardente*, à cause de la propriété de cette substance dont l'apparence est semblable à celle de l'eau, et s'enflamme au contact du feu.

Un des plus anciens manuscrits, la *Clé de la peinture*, écrit au xiie siècle, contient la recette suivante : « En mêlant un vin pur et très fort avec trois parties de sel, et en le chauffant dans des vases destinés à cet usage, on obtient une eau inflammable, qui se consume sans brûler la matière sur laquelle elle est déposée. » On sait que, en effet, l'alcool a la propriété de *brûler à la surface des corps* sans les brûler eux-mêmes, observation qui avait beaucoup frappé les vieux alchimistes.

Le premier savant, connu nominativement, qui ait parlé de l'alcool, est Arnaud de Villeneuve, qui vivait à la fin du xiiie siècle et au commencement du xive. On le donne d'ordinaire comme l'auteur de la découverte, prétention qu'il n'a jamais élevée lui-même. Il s'est borné à parler dans son livre *Pour rester jeune*, publié en 1309, de l'alcool comme d'une préparation connue de son temps, et qui l'émerveillait au plus haut degré.

« On extrait, dit-il, par la distillation du vin ou de la lie, le vin ardent, dénommé aussi eau-de-vie. » Puis, il en exalte les vertus : « Quelques-uns l'appellent l'eau-de-vie ; certains disent que c'est l'eau permanente, ou bien l'eau d'or, à cause du caractère sublime de sa préparation. Elle prolonge la vie, et c'est pourquoi elle mérite d'être appelée eau-de-vie. On doit la conserver dans un vase d'or : tous les autres vases, ceux de verre exceptés, laissent suspecter son altération. »

D'autres alchimistes expriment la même admiration. Pour eux c'est l'élixir de longue vie, c'est un concurrent de la pierre philosophale, il peut changer l'argent en or ; c'est le remède à la vieillesse, à la mort, à la pauvreté.

Hélas ! leurs chimériques espérances se sont bien envolées. Sans doute, l'alcool découvert par les vieux alchimistes entre dans la composition d'un certain nombre de remèdes, et rend de grands services à la médecine et à l'industrie ; mais, devenu une boisson commune, et tiré, non plus de la liqueur généreuse de la vigne, mais de toutes sortes d'éléments où il puise les propriétés les plus funestes, il est devenu un agent de pauvreté, un auxiliaire de la vieillesse, et le *plus efficace pourvoyeur de la mort*.

D'après M. BERTHELOT.

MAXIME

Pour faire quelque chose ici-bas, surtout pour faire le bien, la santé est le premier des outils.

4. — FORMATION DE L'ALCOOL

Tout le monde sait comment se font le vin, le cidre, l'hydromel [1], etc. On exprime le jus des raisins et des pommes ; on étend d'eau ce jus [2] ; on met la liqueur dans de grandes cuves, et on la tient dans un lieu dont la température soit au moins de 10 degrés du thermomètre de Réaumur [3]. Bientôt il s'y manifeste un mouvement rapide de fermentation ; de nombreuses bulles d'eau viennent crever à la surface, et quand la fermentation est à la plus haute période, la quantité de ces bulles est si grande, qu'on croirait que la liqueur est sur un brasier ardent qui y excite une violente ébullition. Le gaz qui se dégage est de l'acide carbonique, et, quand on le recueille avec soin, il est parfaitement pur et exempt du mélange de toute autre espèce d'air. Le suc des raisins, de doux et de sucré qu'il était, se change, dans cette opération, en une liqueur vineuse qui, lorsque la fermentation est complète, ne contient plus de sucre, et dont on peut retirer par distillation une liqueur inflammable, qui est connue dans le commerce et, dans les arts sous le nom d'*esprit-de-vin*. On comprend que cette liqueur étant un résultat de la fermentation d'une matière sucrée quelconque, étendue d'eau, il aurait été contre les principes de notre nomenclature [4], de la nommer plutôt esprit-de-

---

[1] Breuvage fait d'eau et de miel fermenté.

[2] C'est le jus des pommes et non des raisins qu'on étend d'eau.

[3] Réaumur, savant physicien français du commencement du xviiie siècle, a inventé le thermomètre qui porte son nom et dont les degrés sont un peu plus grands que ceux du thermomètre centigrade.

[4] Lavoisier est le créateur de la chimie moderne dont il a fixé la nomenclature.

vin que esprit-de-cidre ou esprit-de-sucre fermenté; nous avons donc été forcé d'adopter un nom plus général, et celui d'*alcool*, qui nous vient des Arabes, nous a paru propre à remplir notre objet.

LAVOISIER.

5. — ÉTYMOLOGIE [1]

Alcool (autrefois alcohol), en général liqueur obtenue, par distillation, de la liqueur vineuse que fournissent toutes les matières qui, contenant du sucre, sont susceptibles de fermenter.

Ce mot vient de l'arabe : de l'article *al* qui veut dire le, la, et du substantif *qohol*, poudre très fine; par extension, objet d'une très grande ténuité, quelque chose de fin, d'impalpable.

LITTRÉ.

MAXIME

La propreté entraîne des habitudes d'ordre et d'arrangement, qui sont l'un des premiers moyens et des premiers éléments de bonheur.

---

[1] Dérivation, sens primitif et véritable d'un mot.

6. — LE CABARET

Rien ne dit : « Entrée interdite ! »
Sur le seuil de cette maison,
Et cependant l'on y débite,
La nuit et le jour, du poison.

Pour ce logis plein d'épouvante,
Il faudrait, comme pour l'enfer,
Une enseigne écrite par Dante
Avec une plume de fer.

On devrait lire sur la porte :
« Passant, ne franchis pas ce seuil,
Car de ce lieu-ci l'on n'emporte
Que déshonneur, misère et deuil. »

Ne pénètre pas dans cet antre,
On y perd le corps et l'esprit :
Intelligent et brave on entre,
Et l'on sort stupide et flétri.

Si tu veux rester honnête homme,
Résiste à l'attrait du poison,
Car ce bouge-ci n'est, en somme,
Que l'école de la prison !

STANISLAS.

MAXIME

Croyez-moi, aimez l'eau, adorez l'eau ; prodiguez l'eau à votre petite personne. Vous arrosez votre rosier, arrosez-vous vous-mêmes ; les roses de vos joues ont besoin d'eau tout comme les siennes.

7. — LES PRODUITS DE LA DISTILLATION

On désigne sous le nom d'*eaux-de-vie*, *alcools* ou *esprits*, les produits de la distillation, soit des diverses boissons alcooliques, vins, cidres, poirés, bières, soit des marcs de raisins, lies de vins, moût d'orge et de pommes de terre, des sucs de fruits, tiges de canne à sucre et raisins sucrés, qui ont subi la fermentation alcoolique.

Commercialement, les *eaux-de-vie* sont ceux de ces produits qui contiennent de 38 à 61 degrés 0/0 d'alcool pur, et qu'on obtient directement par la distillation, ou simplement par l'addition d'une certaine proportion d'eau à des alcools plus ou moins rectifiés. Ce dernier mode est principalement employé pour les eaux-de-vie autres que celles de vin, de cidre ou de marcs.

Les *alcools* ou *esprits* sont les liquides qui contiennent plus de 61 0/0 d'alcool pur, ou du moins réputé tel.

Les eaux-de-vie de vin sont les seules que, pendant longtemps, on ait consommées en France. Ce sont aussi les seuls produits de la distillation qui méritent réellement le nom d'eaux-de-vie. Les vins français contenant, en moyenne, de 8 à 10 0/0 d'alcool, la distillation d'un hectolitre de vin donne de 16 à 20 litres d'eau-de-vie à 50 degrés. Les vins blancs, quand ils proviennent de raisins cuvés à l'air libre, sont préférables aux vins rouges pour la distillation, parce que, n'ayant pas cuvé sur la pellicule et sur la rafle, ils contiennent beaucoup moins d'huiles dites essentielles, substances toxiques [1]

---

[1] *Toxique* veut dire : qui empoisonne. C'est un adjectif qui a le même sens que *vénéneux* ; celui-ci s'emploie surtout pour les substances végétales.

dont le moindre défaut est de communiquer un mauvais goût à l'eau-de-vie.

Depuis les ravages de l'oïdium et du phylloxera [1], une révolution complète s'est accomplie dans la production de l'alcool, au grand détriment de la santé publique. Ces fléaux ont amené un développement formidable dans la fabrication des alcools d'industrie, tous, sans exception, toxiques à des degrés divers, s'ils ne sont pas absolument épurés avant d'être livrés à la consommation.

Cette modification dans l'origine de l'alcool de consommation est la cause capitale des ravages chaque jour croissants de l'alcoolisme.

GRANDEAU.

MAXIME

Ne mangez pas jusqu'à vous abrutir ; ne buvez pas jusqu'à vous échauffer la tête.

8. — L'EMPOISONNEMENT

Ce n'est pas seulement la quantité de l'eau-de-vie consommée, mais encore sa qualité, ou plutôt son défaut de qualité, qui provoque l'alcoolisme. Si, jusqu'à la fin du siècle dernier, il n'y avait pas d'alcoolisés, c'était, non seulement parce qu'on buvait de petites quantités d'alcool,

---

[1] Ce sont deux maladies de la vigne ; l'*oïdium* est un parasite végétal ; le *phylloxera*, un parasite animal.

mais encore parce que cet alcool était de bonne fabrication.

Celui que la chimie moderne tire de la mélasse, de la pomme de terre, etc., est autrement toxique et dangereux pour l'organisme humain. Outre qu'il enivre beaucoup plus rapidement, il a un double caractère éminemment funeste au point de vue des conséquences qui en découlent: il provoque une ivresse brutale, se traduisant par des violences et allant parfois jusqu'au crime; il marque, à la longue, l'organisme du buveur d'un mal chronique et héréditaire; il s'attaque à la race, à l'avenir, en léguant à l'enfant le rachitisme [1], les scrofules [2], l'idiotisme, ou le penchant inné aux excès alcooliques.

Ainsi, le peuple qui, autrefois, ne buvait guère qu'aux fêtes carillonnées et aux kermesses [3], et ne buvait alors que de la bière ou du vin, suivant les pays, s'enivre aujourd'hui fréquemment et rapidement, pour quelques sous, d'une drogue empoisonnée. L'alcoolisme chronique n'est, en fait, qu'un *empoisonnement*.

Or, cet empoisonnement, au cours de ses progrès, s'attaque au cerveau, le désorganise partiellement, et détruit surtout les facultés morales et affectives. C'est pourquoi, arrivé à un certain degré, il n'est point d'être sur qui le raisonnement et les bons sentiments aient moins de prise que l'alcoolisé.

. Tout ce que le long travail des générations passées, tout ce que les influences modernes de la civilisation peuvent avoir accumulé dans l'homme de sentiments moraux et d'énergies pour le bien, se trouve représenté

---

[1] Maladie des os.

[2] Maladie qui se manifeste par des humeurs froides.

[3] C'est ainsi qu'on appelle les fêtes populaires, les foires dans le Nord.

d'une façon quasi-matérielle par un certain développement de certaines circonvolutions cérébrales [1]. C'est à cet instrument même de la moralité et de la discipline sociale que l'alcool industriel s'attaque : il détruit ainsi lentement, mais sûrement, en l'homme l'acquis que lui a légué l'œuvre civilisatrice. C'est ce qui fait que l'alcool industriel est le plus puissant agent antisocial connu ; c'est ce qui explique tant de meurtres, tant d'actes de férocité et de démence, commis journellement sous l'influence de ce damné breuvage, et qui, non seulement nous épouvantent, mais encore nous déroutent par ce qu'ils ont d'irrationnel et d'absurde.

Em. CANDERLIER.

9. — QUE FAIRE?

A peu de distance d'un cabaret, un ivrogne était couché dans la rigole du chemin. Il était là, la face contre terre, les vêtements en lambeaux et couverts de boue, les mains sales, le visage congestionné, les lèvres bouffies et pendantes, le nez d'un rouge écarlate, les yeux éraillés, sanguinolents.

Oh ! comme l'alcool avait bestialement changé cet être humain! Il gémissait, il bafouillait, il criait, il insultait les passants, proférant des menaces, mugissant des paroles grossières et sans suite. Parfois, il faisait un effort

---

[1] Saillies sinueuses à la face supérieure du cerveau où se localisent certaines facultés.

pour se relever ; mais, aussitôt, il retombait lourdement dans la rigole en s'éclaboussant la figure.

Près de là, passaient des femmes qui se détournaient avec dégoût... Moi-même, j'eus un mouvement de recul, mais, surmontant ma répugnance, je m'approchai du malheureux. Au bout de la rue, arrivait une voiture. Saisissant la main que me tendait l'ivrogne, je le tirai par les bras et l'assis sur le bord du trottoir ; mais, craignant qu'il ne lui arrivât malheur, je le couchai plus loin, le long du mur, car le misérable ne pouvait plus même se tenir sur son séant... Que faire ? Après avoir réfléchi quelques instants, je résolus d'avertir la police. Et, tout en m'éloignant triste, écœuré d'un spectacle aussi abject, je me disais en moi-même :

Voilà à quel ignoble degré d'abrutissement l'eau-de-vie conduit une créature raisonnable ! Cet homme était-il bien un de nos semblables, un de mes frères ?

PICALAUSA.

MAXIME

Être sobre n'est pas une grande vertu ; mais c'est un grand défaut que de ne l'être pas.

10. — LES DIFFÉRENTS ALCOOLS

L'alcool n'est pas une substance unique, homogène, toujours semblable à elle-même dans sa nature, dans sa forme et dans ses effets. C'est, au contraire, un corps extrêmement variable, de composition chimique diverse, d'origine variable, de propriétés singulièrement dissemblables. Il n'y a pas qu'un seul alcool, il y en a plusieurs.

Les corps chimiques gazeux qui constituent la différence entre les principaux alcools s'appellent *éthyle*, *méthyle*, *propyle*, *butyle*, *amyle*, d'où viennent les noms d'alcool éthylique, méthylique, propylique, butylique, amylique.

Ces différents alcools n'ont pas la même pesanteur spécifique, ni la même solubilité ; leur point d'ébullition n'est pas le même, ni la densité de leurs vapeurs. Ils ont aussi des propriétés différentes, mais tous sont des poisons, bien qu'à des degrés divers.

On sait que c'est par la distillation des fruits, des grains, des tubercules, etc., que se produisent les alcools.

Pendant la distillation, il se dégage des produits impurs, surtout au commencement et à la fin de l'opération. Les produits impurs du commencement de la distillation sont désignés, généralement, sous le nom de mauvais goûts de tête, et ceux de la fin sous le nom de mauvais goûts de queue. Voici les noms chimiques des produits de mauvais goûts de tête : aldéhyde, éther acétique. Ceux de la fin s'appellent : alcool propylique, butylique, amylique, éther valérianique, etc. L'alcool de bon goût se nomme alcool éthylique.

Pour avoir ce dernier à l'état de pureté, il faut une série d'opérations longues et très coûteuses, qui font que l'alcool pur revient cher. Aussi les fabricants vendent-ils le plus souvent les alcools **non rectifiés,** c'est-à-dire non purifiés des poisons violents qu'ils contiennent.

Dr GADAUD.

MAXIME

Les gourmands creusent leur fosse avec leurs dents.

---

11. — UN SINGULIER BOUQUET

Les alcools ne sont pas seulement nuisibles par eux-mêmes, ils le sont encore davantage par la sophistication. Une industrie coupable altère les alcools par l'adjonction de substances étrangères qui sont des plus funestes.

Quelques alcools renferment de l'acide sulfurique provenant de leur fabrication, et que les distillateurs ont bien soin de laisser, parce que cet acide donne aux eaux-de-vie un certain montant très recherché d'un grand nombre de consommateurs. Ils trouvent l'eau-de-vie meilleure quand elle brûle le palais et racle la gorge.

Certains rhums provenant de la distillation des sucres de canne sont dédoublés avec des alcools de mauvais goût, et on leur donne ensuite leur bouquet avec du méthylol, qui est un poison actif.

Pour communiquer du montant aux eaux-de-vie, un goût plus fort, plus piquant, on les corse très souvent avec des substances excitantes : poivre, alun, acide acétique ou acide sulfurique.

Pour produire artificiellement le bouquet des eaux-de-vie, on leur ajoute, outre ces substances, de l'ammoniaque, de l'acétate d'ammoniaque et aussi du savon.

Le bouquet des eaux-de-vie est trop fréquemment constitué par une mixture encore plus détestable, une horrible drogue. On fait un mélange d'huile de ricin, de beurre, d'huile de coco et autres matières grasses. On traite le tout par l'acide nitrique, et on transforme ainsi ces matières en acides qu'on mélange ensuite avec des alcools méthylique, amylique, etc.

Il suffit de 100 à 150 grammes de ce produit pour parfumer une pipe [1] de 1.000 hectolitres; mais, en revanche, il suffit d'injecter 1 centigramme de ce bouquet à un gros chien de Terre-Neuve pour le tuer en onze minutes.

D'autres fois, pour augmenter la densité des alcools et des eaux-de-vie, diminuer leur force et, par suite, tromper l'octroi, on leur ajoute du chlorure de calcium. Dans ce but, les droits n'étant payés que sur l'alcool brut, on additionne les mélanges d'alcool avec de l'essence de térébenthine, de la benzine ou des pétroles légers.

Pour clarifier les eaux-de-vie de grains et de fécule, on se sert d'acétate de plomb.

Les alcools peuvent encore renfermer des sels de cuivre et de plomb, provenant soit de leur conservation dans des estagnons [2] de cuivre mal étamés, soit de la négligence avec laquelle certains fabricants entretiennent leurs appareils distillatoires, soit de l'emploi de serpentins construits avec un alliage de plomb et d'étain.

Dr GADAUD.

MAXIME

La sobriété, la modération donnent une vie longue et exempte de maladies.

---

[1] *Pipe*, grand tonneau.
[2] *Estagnon*, bouteille de cuivre étamé, usitée dans le Midi de la France.

12. — UN SAGE DISCOURS

Voici ce que disait au Congrès d'Hygiène et de Sauvetage, tenu à Bruxelles, en 1876, M. Vervoort, président de la Chambre des représentants de Belgique :

I

« Lorsque, protégeant la société contre le désordre et les scènes scandaleuses, on aura frappé celui qui se livre à l'ivrognerie, et le cabaretier qui encourage ce vice, directement ou indirectement, on aura fait une excellente chose. Mais le moyen fondamental, le seul qui puisse conduire véritablement à l'extirpation de ce mal horrible, c'est l'éducation.

Je désespère des hommes de mon temps ; c'est de la jeune génération qu'il faut nous occuper avant tout. Nous devons lui inspirer l'aversion de l'ivrognerie.

Or, je le dis avec conviction et avec chagrin, cette aversion n'existe pas assez chez nous. Il y a deux jours encore, je rencontrais deux jeunes filles, dont l'une n'avait certainement pas dix-huit ans ; elles étaient ivres, elles chantaient, elles avaient besoin de secours pour regagner leur demeure ; l'une d'elles est allée tomber dans une boulangerie, l'autre dans la rue. Eh bien ! croyez-vous que la galerie se soit indignée ? — Pas le moins du monde : on riait, on trouvait la chose plaisante ! Pourquoi ? — Parce que nos consciences ne se révoltent pas à la vue des ivrognes ; parce que nos mœurs ne sont pas encore façonnées de manière à vouloir l'extirpation de l'ivrognerie.

II

Il faut donc commencer par l'école ; il faut que nos jeunes enfants apprennent à avoir pour l'ivrognerie une aversion qui leur remue le sang ; il faut que ce mal affreux que l'on assimile aux guerres et aux épidémies disparaisse par l'école, par l'éducation, par l'influence de la famille. C'est quand nous aurons travaillé tous à la réforme, en employant ces nobles et puissants moyens, que nous parviendrons à obtenir une génération qui ne sera pas indulgente comme nous à la vue d'un ivrogne, qui ne soutiendra pas ce dernier contre la police, quand elle vient lui enlever un instant sa liberté, afin de cacher sa honte et de l'empêcher d'être victime de ses désordres.

Nous devons former un public qui s'indigne et se révolte ; et, avouons-le franchement, on ne façonne pas les mœurs avec des lois, on ne les façonne que par l'éducation, par le travail lent et soutenu du père et de la mère de famille, auquel succède le maître d'école. Quand l'opinion publique ne voudra plus souffrir qu'il y ait des ivrognes, ce jour-là, on prendra des moyens énergiques que je désespère de voir adopter aujourd'hui. En attendant, faisons des règlements, appliquons-les avec soin, flétrissons l'abus des boissons alcooliques, et apprenons à nos enfants à en avoir une aversion mortelle.

III

Les écoles fournissent plusieurs moyens d'inspirer cette aversion. Indépendamment de toutes les considérations qu'on peut faire valoir, nous pouvons mettre sous les yeux des enfants des tableaux qui leur montrent à quelle altération des organes conduit l'abus de l'alcool. Nous avons les renseignements statistiques, les conférences, les petits livres qu'on peut faire circuler dans la classe ouvrière : voilà autant de moyens d'appeler l'attention de l'homme du peuple sur cette question ; voilà comment il faut procéder pour détruire ou pour diminuer, avec l'aide de l'opinion publique, ce vice détestable et odieux qui foule aux pieds la dignité humaine et les plus chers intérêts de la société ! »

MAXIME

Un vice coûte plus à nourrir que deux enfants.

13. — FALSIFICATION DES VINS

Non seulement les boissons alcooliques peuvent être malsaines, quand elles sont fabriquées avec de mauvais alcools d'industrie, mais l'effet meurtrier de ces alcools toxiques peut être centuplé si les boissons alcooliques qui les contiennent sont elles-mêmes falsifiées.

Par exemple, le vin, la boisson alcoolique la plus connue, hygiénique et bienfaisante quand elle est naturelle, est très souvent l'objet des falsifications les plus coupables. Les opérations les plus fréquentes qu'on lui fait subir sont : le *mouillage* et le *vinage*, qui se suivent, s'associent et se complètent généralement. On appelle *mouillage* l'opération qui consiste à mettre de l'eau dans le vin, pour en augmenter la quantité à peu de frais ; et *vinage*, l'opération qui consiste à y ajouter de l'alcool pour en augmenter la force et donner à l'eau un certain goût de vin. On ne mouille que pour viner, et on ne vine que pour mouiller. L'un ne vaut pas mieux que l'autre. Le mouillage, entre autres inconvénients, favorise le développement des moisissures ; le vinage introduit dans les boissons des alcools toxiques.

On sophistique [1] quelquefois les vins en y ajoutant des

---

[1] *Sophistiquer* veut dire falsifier, frelater.

sels de plomb, céruse et litharge, pour les conserver ou pour leur enlever leur âpreté. Il en peut résulter de l'empoisonnement plombique.

De quelles substances ne se sert-on pas pour falsifier le vin ? On falsifie le vin en y ajoutant de l'eau, du cidre, du poiré, de l'alcool, du sucre, de la mélasse ; des acides tartrique, acétique ; du tanin, du salicylate ; de l'acide sulfurique ; de la craie, du plâtre, de l'alun, du sulfate de fer ; des carbonates de potasse, de soude ; du sel, des matières colorantes, de la glycérine ; des amandes amères, des feuilles de laurier-cerise. La plupart de ces substances sont dommageables à la santé.

Les vins artificiels ne sont pas toujours les plus désagréables à boire, quand le mélange a été fait avec art, ni les plus désagréables à voir, tant on sait les faire transparents et colorés. Ils sont souvent colorés avec de la fuschine et de l'aniline, qui sont tirées de la houille, ou avec des composés arsénicaux, toutes substances plus funestes les unes que les autres et dont les noms seuls font frémir.

Le plâtrage est également une opération qui rend les vins dangereux. Le carbonate de chaux contenu dans le plâtre sature, en partie, les acides du vin et en précipite ainsi les phosphates de chaux et de magnésie dissous à la faveur de ces acides. Tous les vins qui contiennent plus de 2 grammes de sulfate de potasse par litre doivent être rejetés ; à 6 grammes, il y a eu intoxication [1].

Les vins blancs ne sont pas plus épargnés que les rouges. On leur incorpore de l'acide acétique, on les mouille, on les vine, on les maltraite tout comme les autres.

Dr GADAUD.

---

[1] C'est-à-dire empoisonnement.

14. — FALSIFICATION DES BIÈRES

La bière est un produit de mélange de matières fermentescibles avec des substances amères. Elle se fait, le plus habituellement, avec de l'orge fermentée et du houblon. Quand elle est composée de ces seuls éléments, c'est une boisson saine, rafraîchissante et même quelque peu nutritive. Malheureusement, elle est sujette à toutes sortes de falsifications, qui la dénaturent et la rendent dangereuse.

C'est ainsi que, pour le rendre plus amère, ce qui plait au goût de certains consommateurs, qui se figurent que cette amertume provient d'une plus grande richesse de houblon, on l'additionne d'aloès, de noix vomique, de coloquinte, gentiane, de quassia amara, de centaurée, d'absinthe, etc. Pour lui donner une couleur plus foncée, on emploie le suc de réglisse, la chicorée torréfiée, le caramel, les baies de sureau, etc.

On y ajoute de l'eau pour augmenter la quantité, de l'alcool d'industrie pour dissimuler l'addition d'eau, des pommes de terre dont la fécule doit remplacer celle du grain, de la craie pour ôter le goût acide, de la potasse pour faire mousser, du chlorure de sodium pour rendre la saveur plus piquante.

On n'a pas craint de falsifier la bière avec les poisons les plus violents, tels que la strychnine, poison convulsivant par excellence ; l'acide picrique, poison cardiaque [1], excitant d'abord, puis paralysant le cœur ; l'opium, la belladone, la jusquiame.

Certaines bières sont sophistiquées par l'introduction de la coque du Levant [2], dont le principe actif, la picro-

---

[1] C'est-à-dire qui attaque le cœur.
[2] Fruit desséché d'un arbuste du Malabar.

toxine, sert à conserver la bière, mais compromet très sérieusement la santé des buveurs, parce qu'il épuise la moelle épinière.

Pour conserver la bière, nombre de brasseurs font aussi usage de l'acide salicylique, qui, à certaine dose, est un poison des plus énergiques.

Des empoisonnements ont encore été occasionnés par la présence dans la bière d'une notable quantité d'acétate de cuivre, provenant du mauvais état d'entretien des chaudières dans lesquelles on opère le houblonnage, ou par les sels de plomb provenant de l'emploi d'appareils et de pompes en plomb dont les brasseries et les cabarets sont munis.

Prises avec excès, toutes les bières peuvent donner lieu à tous les accidents et à tous les dangers des alcooliques ; celles qui sont falsifiées nuisent plus rapidement à la santé. En tout état de cause, il importe donc d'user de cette boisson, comme de toutes les boissons alcooliques, avec la plus grande réserve.

Dr GADAUD.

MAXIME

La tempérance, c'est le bonheur à bon marché.

---

15. — L'ALCOOL ET L'ESTOMAC

1. Quelle que soit la nature d'une boisson fermentée, c'est surtout par l'*alcool* qu'elle agit sur l'organisme. On peut donc prendre, comme type de l'action de ces boissons, celle qu'exerce sur les organes l'eau-de-vie commune, c'est-à-dire l'alcool pur étendu de son volume

d'eau. Lorsqu'il est plus étendu, tel qu'on le trouve, par exemple, dans les boissons usuelles, vin, bière, cidre ou poiré, ses effets sont évidemment moins marqués ; ils deviennent terribles, au contraire, lorsqu'il est plus concentré.

2. Introduite dans un *estomac* vide, l'eau-de-vie, même à dose très modérée, le congestionne [1], excite ses contractions et augmente la sécrétion des sucs digestifs. Ces effets directs, beaucoup moins prononcés lorsque l'estomac est rempli d'aliments, sont d'ailleurs passagers et disparaissent sans laisser de traces, si l'ingestion de l'eau-de-vie est un fait accidentel. Mais, si ce fait se reproduit fréquemment, et surtout s'il devient habituel, la rougeur congestive est plus vive, plus persistante ; une véritable inflammation se développe, les sucs digestifs deviennent plus rares et font place à des liquides plus nuisibles qu'utiles au travail de la digestion ; puis, à la longue, on voit succéder à l'inflammation, tantôt un travail d'ulcération, tantôt, et plus souvent, un épaississement, une induration [2] qui, en paralysant les mouvements de l'estomac et en arrêtant ses sécrétions normales, le rendent incapable de digérer.

3. A ces états anatomiques [3] correspond une succession d'accidents, tels que la sensation de chaleur et de brûlure au creux de l'estomac, le rejet, par des efforts de vomissements, de liquides plus ou moins abondants, tantôt fades, tantôt acides ou âcres (*pituite des buveurs*), la perte d'appétit, la lenteur du travail de la digestion ;

---

[1] *Congestionner*, faire affluer le sang avec excès dans une partie du corps.

[2] Endurcissement.

[3] C'est-à-dire à cette modification des membranes.

plus tard, des douleurs d'estomac se prolongeant sous les côtes et jusque dans le dos, avec de grandes différences d'intensité [1] et de nature, depuis le pincement ou la pesanteur, jusqu'aux plus atroces déchirements; en un mot, des troubles digestifs d'une gravité croissante et pouvant à eux seuls amener la mort par épuisement, avec ou sans complication ultime [2] de phtisie pulmonaire ou de cancer [3].

ACADÉMIE.

16. — ACTION SUR LE CERVEAU

1. Le cerveau est, de tous les organes — aucun buveur ne l'ignore — celui qui ressent le plus vivement l'action de l'alcool. Mais les expériences sur les animaux vivants ont, en outre, démontré que le tissu nerveux [1] est, entre tous, celui qui retient et emmagasine, en quelque sorte, la plus forte proportion d'alcool.

2. Mis en contact, par les petits vaisseaux sanguins, avec la substance cérébrale, l'alcool exalte les fonctions du cerveau, et cette exaltation, dont le degré est en rapport avec la proportion d'alcool absorbée, se traduit, en passant par toutes les phases de l'ivresse, d'abord par un entrain joyeux, presque toujours bienveillant, auquel succède bientôt un intarissable bavardage, avec une ten-

---

[1] Force.
[2] *Ultime* signifie : extrême, dernière.
[3] Maladies mortelles.
[4] Le tissu qui forme les nerfs, la moelle épinière et la substance du cerveau.

dance marquée à tourner dans le même cercle d'idées ; la marche qui, au début, était très alerte et dont l'allure semblait devoir défier toute fatigue, devient alors moins assurée ; puis, la gaieté fait place à un certain degré d'irritabilité qu'accompagne presque toujours un invincible entêtement.

A partir de ce moment, la scène change complètement d'aspect : ce n'est plus seulement de l'excitation, c'est une perversion des idées, un véritable délire, plus ou moins querelleur, plus ou moins violent, qui tantôt aboutit à un verbiage incohérent, à un état d'agitation extrême, et tantôt dégénère en une crise de fureur aveugle, dans laquelle l'homme devient capable de tous les crimes, et dont il n'évite d'ordinaire les horribles entraînements que parce qu'il tombe, épuisé par l'excès même de l'excitation à laquelle il est en proie, dans un état de prostration qui en fait une masse inerte: c'est l'homme *ivre-mort.*

3°. Lorsque de pareils excès se reproduisent à de courts intervalles, ils ont pour conséquence inévitable un accès d'alcoolisme aigu, plus connu sous le nom de *delirium tremens*, délire spécial des buveurs pouvant à lui seul déterminer la mort.

ACADÉMIE.

MAXIME

Trop de vin ne sait ni garder un secret, ni tenir une parole.

17. — LE FOIE. — LES POUMONS. — LE CŒUR

L'alcool agit sur le *foie*, comme sur le cerveau, en le congestionnant ; mais à cette congestion, aussi passagère que celle du tissu nerveux, si l'action de l'alcool a été tout à fait accidentelle, succède bien souvent, lorsque l'usage des boissons alcooliques devient copieuse et continue, une véritable inflammation. Celle-ci aboutit tantôt à la suppuration du foie, ce qu'on observe surtout dans les pays chauds, tantôt, c'est le cas le plus ordinaire, à une augmentation de volume de cet organe, avec ou sans induration, tantôt enfin à une dégénérescence soit graisseuse, soit fibreuse, du tissu normal.

Pour le buveur, tous ces désordres s'annoncent par des troubles digestifs analogues à ceux que détermine l'action directe de l'alcool sur l'estomac, en général moins douloureux, il est vrai ; mais ils se compliquent de jaunisse et d'hydropisie, et sont aggravés, dans les dernières périodes, de toutes les angoisses qui précèdent la mort, lorsque l'eau accumulée dans le ventre refoule les poumons et le cœur.

La surface des *bronches* est peut-être la plus large voie d'élimination de l'alcool ; tout le monde sait à quel point l'haleine des buveurs en est imprégnée. Mais, s'il est facilement rejeté au dehors par les *poumons*, l'alcool n'en pénètre pas moins, dans tous les sens, ces organes si vasculaires [1], en les congestionnant et en leur donnant une tendance extrême à s'enflammer, lorsque des excès répétés les soumettent fréquemment à son action. Ainsi s'expliquent la toux sèche, quinteuse, opiniâtre, de beau-

---

[1] *Vasculaires*, composé de petits vaisseaux, de petits canaux

coup de buveurs, la fréquence chez la plupart d'entre eux de la fluxion de poitrine, de la bronchite aiguë ou chronique, avec ou sans phtisie consécutive [1], mais presque toujours avec complication de maladie de cœur.

Il importe, d'ailleurs, de ne pas perdre de vue que les *maladies du cœur*, si pénibles à toutes leurs périodes par l'oppression qu'elles causent, et qui se terminent souvent soit par la mort subite, soit par une hydropisie générale, peuvent se produire d'emblée sous l'influence des excès alcooliques, la membrane interne du cœur et des vaisseaux n'échappant pas plus que les autres tissus à l'action irritante de l'alcool.

ACADÉMIE.

---

18. — LE TREMBLEMENT

Le tremblement est un des phénomènes les plus habituels et les plus précoces [2] de l'alcoolisme. Il n'apparaît d'abord que par intervalles, et il est surtout notable le matin au réveil ; aussi le malade, à son lever, éprouve-t-il une certaine difficulté à s'habiller. Les mains sont les premières affectées ; puis, les bras, les jambes, la langue, les lèvres se prennent tour à tour. Les mouvements de préhension [3] sont alors gênés, indécis ; les jambes vacillent, la parole est entravée, hésitante. Tout cela est d'abord léger et susceptible d'amendement ; mais avec la continuation des excès, ces symptômes [4]

---

[1] *Consécutif :* qui suit, qui accompagne.
[2] Qui se produisent le plus tôt.
[3] Pour saisir avec les mains.
[4] Signes.

s'accroissent et deviennent continus ; le bégaiement surtout se caractérise[1], et, à une époque avancée, il peut devenir assez intense pour rendre la parole presque inintelligible.

A mesure qu'il s'accroît, le tremblement se complique, en général, d'un autre désordre bien plus important, l'affaiblissement musculaire. Cette débilité des ivrognes se développe généralement avec lenteur et d'une façon progressive. Elle affecte d'abord les membres supérieurs. Les doigts deviennent inhabiles, maladroits ; la main serre mal les objets et les laisse échapper. Puis, cette faiblesse gagne l'avant-bras ; le malade ne peut alors se servir des membres supérieurs que d'une façon incomplète ; il en arrive à ne plus pouvoir manger seul.

Plus tard ces phénomènes s'étendent aux membres inférieurs ; la station[2] devient difficile, la marche est incertaine, titubante ; puis, tout cela va croissant. Les muscles du dos se prennent à leur tour, et, incapable alors de se maintenir dans une position quelconque, le malheureux paralytique est condamné à garder le lit. Parfois encore, les accidents se généralisent, la paralysie gagne la langue, l'œsophage, l'intestin, et c'est la mort à brève échéance.

Dr A. FOURNIER.

MAXIME

Qui vit content de peu possède toute chose.

---

[1] Devient plus évident, plus fort.
[2] L'acte de se tenir debout.

19. — TROUBLES DE LA SENSIBILITÉ

Dès le début de la maladie, car c'en est une, et plus
encore à mesure qu'ils avancent, les ivrognes se plaignent
souvent de maux de tête, qui affectent la forme de vertiges. Ils se compliquent très habituellement de troubles
du sommeil. L'insomnie, l'inquiétude nocturne sont des
phénomènes prédominants et presque caractéristiques de
l'alcoolisme. L'ivrogne émérite[1] dort mal ou ne dort pas.
Il se retourne en tous sens dans son lit et s'agite sans
repos. S'il parvient à fermer les yeux, il fait des rêves
pénibles; il est réveillé par des cauchemars, des visions
effrayantes; au matin, il se lève épaissi et presque incapable de se mouvoir.

Des fourmillements se font sentir, surtout aux mains
et aux pieds; ils se succèdent avec plus ou moins de
vivacité, et entraînent, quand ils sont intenses, un état
permanent d'agitation; ils s'accompagnent souvent
d'une sensation de chaleur ou de froid, et constituent à
la longue un des symptômes les plus incommodes.
D'abord intermittents, ils deviennent continus, et
gagnent les bras, la colonne vertébrale et les reins. Ils
dégénèrent parfois en douleurs lancinantes[2], semblables
à des commotions électriques.

Cette exaltation maladive de la sensibilité appartient
essentiellement aux périodes de début de la maladie. Le
progrès du mal entraîne une altération inverse des fonctions sensitives; les doigts et les orteils s'engourdissent
alors; puis, l'insensibilité gagne peu à peu les pieds, les
jambes, les mains et les avant-bras; elle peut même

---

[1] Qui a vieilli dans la pratique de l'ivrognerie.
[2] Qui piquent comme des coups de lance.

remonter plus haut, envahir le tronc et se généraliser complètement.

D'abord mobile et intermittente, cette *anesthésie*[1], dès qu'elle a atteint un certain degré, devient persistante, ou, du moins, n'est plus susceptible de disparaître entièrement.

Dr A. FOURNIER.

MAXIME

Qui borne ses désirs est toujours assez riche.

---

20. — TROUBLES DE LA VUE ET DE L'OUIE

Les fonctions des sens sont d'abord excitées par l'habitude de l'alcool, puis elles se dépriment et s'affaissent.

La *vision* est surtout compromise ; ce sont des scintillations, des mouches volantes, des lueurs fantastiques, des flammes, qui apparaissent et se dérobent à des intervalles plus ou moins éloignés.

Un de mes malades, dit le Dr Marcel, voyait dans les rues des cordes suspendues sur sa tête ; un autre voyait les objets doubles, d'autres aperçoivent des insectes qui rampent à terre. Ces visions disparaissent souvent dès que l'attention se porte sur elles ; mais parfois elles semblent assez réelles au malade pour qu'il y prenne garde et qu'il s'en détourne comme d'une barrière. Un cocher, par exemple, affecté d'alcoolisme chronique, arrêtait brusquement ses chevaux ou les dirigeait d'un côté à l'autre de la rue, pour éviter des obstacles qu'il distinguait d'abord très nettement, et dont il ne reconnaissait que plus tard l'existence imaginaire. Cet homme voyait de plus tous les objets multipliés par dix: pour

---

[1] Insensibilité.

une carte, pour un candélabre, il voya't dix cartes, dix candélabres, etc. D'autres fois il arrive que, en lisant, le livre se couvre soudainement de ténèbres, et un état de cécité presque complète se produit pour quelques minutes. Ces troubles de la vue se manifestent souvent pendant l'insomnie nocturne ; les malades voient alors des rats, des chats et d'autres animaux qui courent sur leurs draps ; avec le jour, ils oublient toutes ces visions.

Plus tard, ces *troubles de la vue* deviennent permanents ; la pupille se dilate[1] et perd sa sensibilité à la lumière ; les objets tremblent devant les yeux et semblent couverts d'un nuage ; la lecture est alors impossible. Il se produit peu à peu une atrophie[2] des nerfs optiques[3], qui marche avec rapidité et entraîne bientôt une cécité complète, absolument sans remède.

Les *troubles de l'ouïe* sont moins fréquents ; ils consistent en tintements, bourdonnements, perception de bruits imaginaires, tels que cloches, pluie, marteau, etc. Souvent aussi ce sont des voix qui parlent au malade et qui l'interpellent. Il n'est pas rare qu'à une période plus reculée l'ouïe s'affaiblisse d'une façon notable, quelquefois même il se produit une véritable surdité.

Dr A. FOURNIER.

MAXIME

Que faut-il pour le bonheur ?
La paix, la douce paix du cœur,
Le travail qui sait éloigner
Tous les fléaux de notre vie,
Assez de bien pour en donner,
Et pas assez pour faire envie !

---

[1] Ouverture de la membrane de l'œil par laquelle passent les rayons lumineux ; on l'appelle ordinairement la prunelle de l'œil. — *Se dilate*, c'est-à-dire, s'élargit.

[2] *Atrophie*, dessèchement.

[3] Les nerfs de la vue.

21. — LES DÉSORDRES INTELLECTUELS

I

Les désordres intellectuels se révèlent tout d'abord par de la lenteur dans les conceptions et dans l'expression des idées : le malheureux buveur ne peut soutenir longtemps son attention, ni avoir une conversation un peu longue sans en perdre le fil ; aussi le plus souvent se contente-t-il de répondre par monosyllabes ; il se plaint de manquer de verve et d'entrain. Puis, il est en proie à des illusions, à des hallucinations exceptionnellement de nature gaie, éveillant presque toujours des craintes de toute espèce et pouvant déterminer des impressions morales dont la plus légère serait l'étonnement, la plus forte une terreur profonde. Un autre caractère de ces désordres, c'est leur mobilité. Hommes, choses, animaux, tout ce qui fait l'objet des hallucinations se meut et se déplace ; de là, la rapidité des idées et des actes de l'alcoolique qui, d'ailleurs, effrayé, anxieux, inquiet, suppliant ou agressif, intervient toujours de la manière la plus active.

Les hallucinations varient à l'infini, mais elles reflètent souvent l'objet soit des occupations journalières, soit des préoccupations dominantes anciennes ou récentes, avec une préférence toute particulière pour ce qui est désagréable, pénible et terrifiant. Ainsi une laveuse, observée par nous à l'Hôtel-Dieu, quitta précipitamment la salle pour échapper au torrent qui menaçait de l'inonder. Une autre femme, qui avait habité l'Algérie, était tourmentée par la vue des grands animaux de cette contrée. Un forgeron signalait l'existence du feu à l'angle de son lit.

Le malheureux alcoolique se croit fréquemment poursuivi : tantôt il redoute des hommes armés de couteaux, tantôt il entend des cris de mort qu'on profère contre lui, ou bien une foule de gens l'insultent, tiennent des propos injurieux sur son honneur et sa moralité ; d'autre fois, il se sauve par la fenêtre pour échapper aux poursuites du diable qui veut s'emparer de lui, ou, comme je l'ai vu, il s'empresse de monter dans un wagon de chemin de fer et arrive à Paris, afin d'éviter des gendarmes qui veulent l'arrêter. Tout, pour le pauvre malade, est un motif de crainte, et constamment il est sous le coup de la fatale idée que ses jours sont en danger.

Les sens de la vue et de l'ouïe sont le point de départ habituel de ces aberrations ; les autres appareils des sens n'en sont pas exempts : on a vu des malades boire de l'eau pour du trois-six, accuser des odeurs qui n'existaient pas ou qui étaient tout autres que celles qui frappaient leurs sens.

II

Tout d'abord, la nuit est le moment où se montrent ces accidents ; plus tard, ils surviennent lorsque la veille va succéder au sommeil ou inversement, et enfin dans le jour à l'état de veille. Leur effet est de jeter l'esprit dans une anxiété profonde, d'exercer une action dépressive, et, partant, les idées qu'ils engendrent révèlent les mêmes caractères de tristesse et de fatalité. Ces caractères étant encore ceux des conceptions délirantes [1] indépendantes des hallucinations, on conçoit qu'il en résulte les conséquences les plus fâcheuses dont une des plus funestes est celle qui porte le malheureux ivrogne à se suicider.

---

[1] C'est-à-dire les idées qui viennent pendant le délire.

Inutile de chercher à démontrer que l'abus des liqueurs alcooliques apporte un lourd contingent à la statistique du suicide ; c'est un fait avéré aujourd'hui, tant en Angleterre qu'en Allemagne, en Russie et en France ; pour s'en convaincre, il suffit de consulter les auteurs qui se sont occupés de ce genre de mort. Disons que deux modes de suicide sont plus spécialement choisis : la pendaison par l'homme, la submersion par la femme.

Les hallucinations, suivant leur intensité, la disposition du sujet, et sans doute aussi la nature de la boisson ingérée, donnent lieu à des réactions différentes capables de changer la physionomie de l'individu ; de là, les formes maniaque, lypémaniaque, stupide de la folie alcoolique [1]. Cette dernière forme, qui fréquemment fait suite aux deux premières, peut être primitive : peu à peu les facultés intellectuelles se dégradent, au point qu'une réponse précise devient impossible, et le malade tombe ainsi progressivement dans cet état particulier, auquel l'expression populaire d'*abrutissement* convient mieux que toutes les dénominations scientifiques. Les idées sont difficiles, les conceptions lentes ; la conversation est incertaine et souvent monosyllabique ; puis, l'énergie disparaît, les idées manquent de sens et de précision, la connaissance se perd, des pleurs et des rires ont lieu sans motif ; c'est une véritable torpeur intellectuelle, un état en tout semblable à la démence sénile et qui est bientôt suivi de la mort.

Dr LANCEREAUX.

---

[1] Ce sont trois formes de l'aliénation mentale : la première est caractérisée par l'agitation, la seconde par la tristesse, la troisième par l'abrutissement.

22. — LE CHARRETIER RENVERSÉ

Un charretier, conduisant sur le quai de Grenelle une voiture chargée de charbon, s'était arrêté depuis quelques instants chez un marchand de vins; il vit s'approcher un gardien de la paix.

Craignant un procès-verbal pour avoir abandonné sur la voie publique sa voiture qui avait été emmenée plus loin par le cheval, il courut et remonta à la hâte sur son siège.

Sa station chez le marchand de vin du quai de Grenelle n'avait sans doute pas été la première, car, en quittant le comptoir du cabaret, il semblait plus ému que ne le comportait le temps qu'il y avait passé. Dans son rapide mouvement pour reprendre son siège, mal affermi, il glissa et tomba sous une des roues de sa propre voiture qui lui broya la tête. La mort a été instantanée.

Le malheureux a payé cher le verre de vin ou d'eau-de-vie qu'il a bu.

MAXIME

Quand une pente est glissante, le premier pas suffit à vous perdre.

23. — LE PREMIER DEGRÉ

1. Ce qui distingue surtout l'homme de la bête, c'est qu'il a le sentiment de sa liberté d'action pour le bien comme pour le mal, et, par conséquent, le sentiment de sa responsabilité.

2. Le jour où l'homme perd ce double sentiment, il déchoit et tombe au rang de la brute.

3. Lorsque cette déchéance est le fait de la maladie, elle est pour l'homme un malheur ; mais elle devient une honte lorsqu'il la provoque lui-même par l'abus des boissons enivrantes, car il se dépouille volontairement du plus noble de ses attributs, de celui qui fait, avant tout, sa supériorité, la *conscience morale*.

4. Assurément ce n'est pas à cette déchéance que tend l'homme qui use des boissons fermentées ; ce qu'il cherche d'abord dans leur usage, c'est un plaisir passager et une réparation momentanée de ses forces.

5. Dans de pareilles limites, cet usage n'a rien que l'hygiène réprouve ; il est même juste de reconnaître que, s'il n'est pas indispensable à la santé, il n'est pas non plus sans utilité.

6. Mais, si modéré qu'il soit, il offre cependant un danger. Car il n'est pas besoin d'arriver jusqu'à l'abus des boissons fermentées, pour constater que, sous l'influence de l'alcool qu'elles renferment *toutes*, le cerveau subit un certain degré d'excitation qui donne à l'esprit plus de vivacité et une disposition à voir toutes choses par le meilleur côté.

7. Il ne faut donc pas s'étonner si l'homme, une fois qu'il a connu cette sensation, la recherche de nouveau. Or, là est précisément le péril, car cette légère excitation cérébrale, peu dangereuse en soi, n'est, après tout,

que le premier degré de l'ivresse, et ce premier degré franchi, l'homme, entraîné par une pente insensible, passe vite de l'excès isolé aux habitudes d'ivresse, pour tomber rapidement dans toutes les misères physiques et morales qu'engendre l'ivrognerie, et, dès lors, il est perdu.

ACADÉMIE.

MAXIME

L'homme gris voit trouble; l'homme ivre voit rouge; l'homme ivre-mort voit noir.

---

24. -- L'ENTRAINEMENT

Le premier pas une fois franchi, l'entraînement survient bien vite. Il n'est pas nécessaire pour cela que des excès flagrants aient été commis. L'ouvrier qui introduit l'eau-de-vie, même en quantité modérée, dans son régime habituel, tout aussi bien que le jeune imprudent qui s'enivre dans une séance au cabaret, perdent une partie de leur liberté morale, engagent leur avenir et se jettent de gaieté de cœur dans un courant dont ils ne tarderont pas à sentir la puissance.

Car une des propriétés les plus redoutables de l'alcool, c'est l'attraction presque fatale qu'il exerce sur ceux qui en ont une fois fait usage. Qui a bu boira, dit un vieux proverbe, d'une effrayante vérité. L'homme a naturellement une tendance prononcée à répéter les mêmes actions: de là, naissent les habitudes. Mais cette tendance est ici singulièrement accrue par les propriétés mêmes de l'alcool. La chaleur développée dans l'organisme par l'eau-de-vie, l'excitation qu'elle produit, l'accroissement apparent des forces, le bien-être réel, mais très passager, qui résulte de ce déploiement de forces inusité, sont un piége dangereux qui transforme bientôt la consommation de l'alcool en habitude, puis en excès.

L'alcool agit d'abord très énergiquement sur les organes du goût et les émousse à tel point, que toute autre saveur paraît fade à côté de celle-là. Je doute que la sensation produite par l'eau-de-vie sur le palais du buveur soit très agréable ; mais c'est une sensation forte, cela suffit, et il la recherche d'autant plus avidement que ses organes sont bientôt incapables d'en percevoir d'autres.

D'un autre côté, l'excitation causée par l'alcool est suivie d'un prompt affaissement. Cet affaissement est toujours douloureux : de là, chez le buveur, le désir tout naturel de retrouver des forces et de faire disparaître cette douleur. Il ne pense pas que c'est à l'alcool qu'il doit l'un et l'autre, et qu'il y a là un avertissement salutaire qui devrait le mettre en garde contre la fatale boisson. Il ne se souvient que d'une chose, c'est qu'il a trouvé d'abord dans l'usage de l'eau-de-vie un certain bien-être et une certaine énergie ; c'est donc à l'eau-de-vie qu'il demandera le remède dont il a besoin. Mais, cette fois, pour s'exciter au même point, il lui faut une dose plus forte. Ainsi la proportion de la dose s'accroît sans cesse, parce que l'organisme surmené ne retrouve un peu de vigueur qu'à l'aide d'une excitation de plus en plus forte.

C'est ainsi que les excès s'enchaînent l'un à l'autre par un lien invisible et presque fatal. L'ouvrier qui fait un usage quotidien de l'alcool, et qui s'imagine qu'il restera toujours dans les limites de la modération, se fait une dangereuse illusion. Pendant un an, deux ans, il se contentera d'un petit verre le matin ; puis il en prendra un autre à midi, puis un autre le soir. Bientôt il en prendra à toute heure et finira par ne plus compter. L'ivrogne, qui s'imagine que tout est dit quand il a cuvé son vin, est dans la même erreur, et ils ne tarderont pas à s'apercevoir qu'ils se sont créé un tempérament nouveau, des besoins factices, mais impérieux, dont ils seront bientôt les esclaves dociles et soumis.

Eugène PICARD.

MAXIME

La loi punit l'ivresse manifeste ; la nature punit l'ivresse secrète.

---

25. — LA MORT CHOISISSANT SON PREMIER MINISTRE

FABLE

La Mort, reine du monde, assembla certain jour
    Dans les enfers toute sa cour.
Elle voulait choisir un bon premier ministre
Qui rendît ses États encore plus florissants.
    Pour remplir cet emploi sinistre
Du fond du noir Tartare avancent à pas lents
    La fièvre, la goutte et la guerre :
    C'étaient trois sujets excellents ;
    Tout l'enfer et toute la terre
    Rendaient justice à leurs talents.

La Mort leur fit accueil. La peste vint ensuite.
On ne pouvait nier qu'elle n'eût de mérite ;
    Nul n'osait lui rien disputer,
Lorsque de la famine arriva la visite
Et l'on ne sut alors qui devait l'emporter ;
    La Mort même était en balance.
    Mais les vices étant venus
    Dès ce moment la Mort n'hésita plus :
    Elle choisit l'intempérance.

FLORIAN.

MAXIME

Le plus grand fléau des sociétés modernes, c'est l'alcoolisme.

---

26. — UNE TRISTE GRADATION

1. Lorsque l'action de l'alcool, même sans dépasser la légère excitation du début, se répète chaque jour, au simple ébranlement du tissu nerveux qu'a produit d'abord cette excitation, succèdent peu à peu des lésions matérielles, depuis la congestion diffuse[1] du cerveau, plus ou moins généralisée, plus ou moins persistante, jusqu'au ramollissement[2].

2. Et alors, ce n'est plus par une effervescence joyeuse, non plus, il est vrai, que par des accès de fureur, que se révèlent ces désordres, mais par des maux de tête persistants, des vertiges, puis bientôt par des hallucina-

---

[1] Répandue çà et là dans le tissu du cerveau.
[2] Lésion grave du cerveau qui altère les facultés intellectuelles.

tions[1], par un affaiblissement graduel des facultés intellectuelles et morales, la paresse d'esprit, la perte de la mémoire, l'embarras de la parole, le tremblement incessant des membres, des accès passagers de délire, tantôt calme et tantôt agité, alternant souvent avec des accès d'épilepsie, surtout quand le buveur a fait un usage habituel de l'absinthe, et finalement la folie, l'imbécillité, la paralysie.

3. Mais que de buveurs qui, avant de tomber à ce dernier degré d'abrutissement, sont maintenus, par l'usage répété des boissons alcooliques, dans un état permanent d'excitation dont le premier effet est de les rendre facilement irritables et querelleurs! Ils finissent par perdre peu à peu tout sentiment du devoir, et, dominés uniquement par les détestables passions qu'a éveillées chez eux l'abus de l'alcool, ruinent ou déshonorent leurs familles par des désordres et des crimes, qu'ils vont expier eux-mêmes sur les bancs de la police correctionnelle ou de la cour d'assises.

ACADÉMIE.

27. — LA PETITE GOUTTE

Voici un jeune homme qu'une recommandation puissante a fait entrer dans une grande administration. Il s'est marié. Il a de la famille. Sa conduite est régulière. Ses chefs, pendant de longues années, n'ont eu aucun reproche à lui faire. Il évite le cabaret; mais il boit sa

---

[1] Troubles des sens qui font que l'on sent, que l'on entend et que l'on voit des choses qui n'existent pas réellement.

petite goutte, chez lui, le matin, de temps en temps, le soir.

Un jour, on relève contre lui quelques manquements sans gravité. Son attention est distraite. Sa volonté devient molle et vacillante. En même temps, son teint s'allume ; son œil luit d'une lueur singulière, ou son regard se perd vaguement dans le vide. Les manquements se multiplient et s'aggravent. Les réprimandes arrivent. Un chef clairvoyant soupçonne un cas d'alcoolisme : il glisse le mot dans un rapport. L'alcoolique regimbe ; il proteste de sa bonne conduite ; il invoque ses antécédents irréprochables. Hélas ! plus puissante que la goutte d'eau qui fait son trou dans le granit, la petite goutte d'eau-de-vie a accompli son œuvre de destruction. Qui sauvera maintenant le malheureux ?

Le *delirium tremens*, la folie alcoolique, qui engendre la violence, le meurtre, le suicide, ne sont pas rares. Mais ce sont des cas exceptionnels, peu propres à remuer la conscience et à inspirer les fortes résolutions, parce que chaque alcoolâtre [1] se flatte d'y échapper. Vous aurez beau lui dire que le gouffre est béant, qu'il peut y tomber aussi, que l'abîme appelle l'abîme, comme une *goutte* en appelle une autre.

L'alcoolâtre se fie à sa santé encore intacte. Quand les premiers symptômes de décadence se manifesteront, lorsque le tremblement des mains, par exemple, témoignera que la constitution est ébranlée, l'alcoolâtre cherchera, et il trouvera dans l'eau-de-vie elle-même, hélas ! un réconfort momentané. Mais, le lendemain, à jeun, la main tremblera davantage, le corps sera secoué par une trépidation générale, la démarche sera incertaine et comme inquiète, la langue ne fournira plus les mots que

---

[1] Celui qui a le culte de l'alcool.

par saccades. « A moi donc le remède suprême ! A moi l'eau de feu qui réchauffe et nourrit! A moi le cordial puissant, qui raffermit cette carcasse ébranlée! »

Maintenant, tout est fini : l'alcoolâtre est enfermé dans le cercle vicieux d'où il ne pourra plus sortir. D'ivrogne qu'il était, le voilà devenu dipsomane [1]... Ses enfants, si la nature révoltée ne l'en prive pas, seront dipsomanes comme lui...

CLAUDE (des Vosges).

MAXIME

L'alcool ramène l'humanité à l'état barbare.

---

28. — L'IVRESSE

L'alcoolisme est un empoisonnement plus ou moins rapide du corps humain. On le distingue en alcoolisme aigu et alcoolisme chronique. L'alcoolisme aigu n'est malheureusement que trop connu. C'est l'ivresse. L'analyse des phénomènes qui constituent un accès d'ivresse permet de le diviser en trois périodes.

Dans la première, on remarque tout d'abord de l'*excitation* intellectuelle, une expansion inusitée de sentiments affectifs, coïncidant avec une superactivité [2] du système circulatoire et une élévation de la température générale, avec des signes de congestion vers la tête.

La deuxième période se manifeste, au contraire, par une perturbation de l'intelligence, de la réflexion, de la

---

[1] Qui a la folie de la soif.
[2] Une activité excessive.

volonté, du caractère, du pouvoir de l'homme sur lui-même, une incohérence du *moi :* l'harmonie habituelle dans les facultés de l'âme disparaît. L'excitation fait place à la *perversion.*

A cette seconde période, où les phénomènes que nous venons d'énumérer vont en croissant, en succède une troisième, faite de *dépression* plus ou moins complète. La sensibilité s'émousse, les idées disparaissent peu à peu, l'intelligence s'anéantit, le mouvement devient impossible, la température s'abaisse, et l'individu finit par tomber dans un sommeil comateux, réduit à la vie végétative.

Cette troisième période de l'ivresse produit un tel abattement de température, s'accompagnant de congestions internes si considérables, que la plupart des ivrognes sont incapables de résister aux grands froids. Pendant la campagne de Russie, les soldats qui s'enivraient succombaient plus promptement que les autres. Dans certains pays septentrionaux, il arrive que de trop nombreuses libations pendant les kermesses (foires, fêtes foraines) occasionnent, pendant la nuit qui suit, de très nombreuses morts.

L'ivresse à son plus haut degré détermine toujours l'insensibilité générale (ou anesthésie), le sommeil, parce que l'alcool s'empare d'une partie de l'oxygène du sang destiné au cerveau, lequel, n'ayant plus, en quantité et en qualité suffisantes, son excitant physiologique, cesse de fonctionner.

Après le sommeil lourd de l'ivrogne, survient un réveil pénible. Le malade est brisé ; il a la langue pâteuse, le dégoût des aliments, l'appétence [1] des boissons fraîches et acidulées, quelques envies de vomir ; la figure est bouf-

---

[1] L'appétit, le désir.

fie ; les yeux sont injectés, les forces sont lentes à revenir. Le malade a l'esprit porté vers les idées sombres et tristes. Il lui reste pendant quelques heures — pendant tout un jour, si l'ivresse a été forte — une certaine incohérence des idées, des vertiges, un peu d'obtusion[1] de la sensibilité, des tintements d'oreille, etc.

Répétez souvent une pareille scène, et vous verrez naître l'alcoolisme chronique.

Dr GADAUD.

MAXIME

Le plus grand danger de l'alcoolisme, c'est qu'il se présente d'abord sous un aspect innocent. Si ses malheureuses victimes pouvaient se voir dès le premier jour dans l'état où il les réduira plus tard, elles reculeraient d'épouvante.

29. — STATISTIQUE DE PRODUCTION (*en France*)

Détestable au point de vue hygiénique, l'eau-de-vie de marc[2] renferme des composés absolument nocifs[3]. Cette production dépasse 50.000 hectolitres par an.

Le cidre donne une eau-de-vie plus toxique encore que celle des marcs de raisin. Le cidre donne de 3 à 5 0/0 d'alcool à la distillation. La production des eaux-de-vie de cidre, d'après la statistique, serait de 20 à 30.000 hectolitres par an. Les eaux-de-vie de fruits,

---

[1] Engourdissement.
[1] Le *marc* est le résidu des raisins écrasés.
[2] *Nocif*, nuisible.

kirsch, eaux de noyaux, n'entrent que pour un chiffre insignifiant dans la production des alcools.

L'immense quantité des alcools provient surtout des grains, des pommes de terre et de la betterave. C'est ce qu'on appelle les alcools d'industrie.

On connaît, depuis la fin du xvie siècle, le moyen d'extraire de l'alcool des graines et des fruits amylacés [1], préalablement soumis à la fermentation. Cette industrie, découverte par le Dr Libanius, de Halle, s'est développée d'abord dans les pays du Nord, où la culture de la vigne n'existe point.

Les graines farineuses donnent, par fermentation et distillation, des quantités d'alcool qui varient, pour 100 kilogrammes de matière première, de 5 kilogrammes (glands verts du chêne), à 35 kilogrammes (riz). L'avoine et l'orge rendent 19 à 22; le blé et le seigle, 24 à 29; le maïs, 28 à 30 0/0.

Sans importance pendant longtemps en France, cette fabrication atteint aujourd'hui 600.000 hectolitres par an.

L'alcool de betterave entre pour un chiffre voisin et souvent supérieur dans la production. En 1884, c'étaient 629.000 hectolitres.

L'alcool de mélasse est, de tous les alcools d'industrie, le plus important quant au chiffre de la production, et l'un des plus malsains, quand il n'est pas parfaitement épuré. On sait qu'on donne le nom de mélasse au jus sirupeux que laisse la cristallisation des sucres de betterave, canne et autres substances analogues.

Les mélasses, suivant leur provenance, donnent de 12 à 21 litres d'alcool par 100 kilogrammes ; le sucre et

---

[1] *Amylacé*, qui contient de l'amidon ou des substances farineuses qui ressemblent à l'amidon.

la cassonade, suivant leur poids, de 30 à 46 0/0 ; le sucre de fécule (ou glucose), de 34 à 41 0/0. En 1885, la quantité d'alcool à 100 degrés produite par ces diverses matières sucrées s'est élevée au chiffre énorme de 720.000 hectolitres.

Tous les alcools de betterave, de mélasse, de grains, renferment des principes nocifs.

En résumé, pour une des dernières années dont nous ayons la statistique complète, voici comment se décompose la production des alcools en France, et l'on verra que les 99 centièmes de cette substance, répandue dans le pays, contiennent des éléments toxiques et ne peuvent servir qu'à empoisonner les malheureuses populations qui en boivent.

Alcools de	Hectolitres	Centièmes de la production
Mélasses..............	728.523	39.18
Substances farineuses.	567.768	30.36
Betteraves	463.451	24.96
Marcs et lies de vin...	43.853	2.35
Vins.................	23.240	1.24
Cidres	20.908	1.12
Fruits	7.680	0.41
Substances diverses..	7.028	0.38
Total.........	1.864.451	100.00

D'après GRANDEAU.

MAXIME

Les refrains bachiques déshonorent un peuple ; les chants patriotiques le rendent redoutable

30. — VARIÉTÉS D'ALCOOLISME

De même que l'alcool n'est pas une substance unique et homogène, de même la maladie qu'il engendre dans le corps humain n'est pas unique et toujours semblable à elle-même. Il y a pour ainsi dire autant d'alcoolismes qu'il y a d'alcools, et le caractère pernicieux de ces affections augmente dans la mesure où la composition chimique de ces alcools est plus riche en carbone.

On peut désigner les variétés de la maladie sous les noms de méthylisme, propylisme, butylisme, amylisme, correspondant aux alcools méthylique, propylique, etc.

I

Méthylisme. — L'alcool méthylique (esprit-de-bois) est le moins toxique de la série. Il a des propriétés irritantes. Ses vapeurs peuvent donner lieu à des inflammations locales : conjonctivite [1], coryza, bronchite. Ingéré, il produit des troubles plus ou moins intenses dans l'appareil digestif et sur le système nerveux, qui se manifestent par de l'anorexie (manque d'appétit), des vomissements, une faiblesse musculaire extrême, de l'insomnie. On l'a vu même déterminer la mort après l'absorption de doses trop fortes.

Son action est très rapide : l'ivresse méthylique est la plus courte de toutes. Ses effets sont extrêmement prompts. Son élimination demande une force de dépense animale peu considérable. L'alcool méthylique abaisse la température, mais il ne produit pas le tremblement. Ses effets peuvent être comparés à ceux de l'éther et du

---

[1] Maladie des paupières.

chloroforme, quoique ces derniers aient une action plus passagère encore.

Tous ces phénomènes ont été observés à Lyon sur des ouvriers qui travaillent dans les feutres, fabrication qui emploie l'alcool méthylique ou esprit-de-bois.

II

Propylisme. — Dans l'ivresse propylique, la période d'excitation suit de près l'administration du poison, mais elle cède tout de suite pour faire place à la dépression musculaire. Les vomissements sont la règle, et reviennent à de courts intervalles.

L'élimination se fait encore assez rapidement, mais la muqueuse digestive et les reins ont éprouvé une empreinte plus profonde de l'irritation.

Quand les animaux soumis aux expériences d'intoxication propylique ne succombent pas tout de suite, ils restent couchés et gardent des tremblements fibrillaires[1] persistants.

III

Butylisme. — Les phénomènes de l'empoisonnement par l'alcool butylique sont à peu près les mêmes que les précédents, mais ils mettent plus de temps à se développer. Les tremblements sont étendus à tout le système musculaire. Ces tremblements reviennent spontanément, à des intervalles réguliers, ou bien ils peuvent être provoqués par des attouchements.

Dans les intervalles, on observe des secousses fréquentes dans les muscles, comparables à des mouvements ondulatoires et accompagnés d'un affaiblissement de la contractilité.

Les alcools propylique et butylique donnent plus par-

---

[1] Des petites fibres nerveuses.

ticulièrement lieu à des convulsions qui ressemblent à des accès d'épilepsie.

IV

Amylisme. — L'alcool amylique (tiré des pommes de terre) est le plus violent et le plus toxique des alcools. Il a une odeur douce, nauséabonde et pénétrante, qui persiste longtemps après l'ivresse.

Pur, il tue a la dose de 1,8 à 2,3 grammes par kilogramme de poids du corps. Une seule goutte déposée sur la langue détermine des nausées et une salivation des plus abondantes. Une dose de 10 à 12 centigrammes amène chez l'homme une céphalalgie [1] frontale ou temporale [2] passagère. A la dose de 4 grammes, il s'ensuit un abattement général; les paupières deviennent lourdes et pesantes; la station pénible et difficile; l'appareil digestif est troublé.

A la dose de 8 à 16 grammes, arrive une respiration saccadée, profonde, avec une céphalalgie atroce, une grande anxiété, des vomissements répétés, un accablement durable. Enfin, l'empoisonnement complet produit une excitation violente du centre nerveux, suivie d'assoupissement et de dépression des forces sensitives et motrices.

La longue durée de son action s'explique par sa plus grande densité et son peu de solubilité. La force requise pour le chasser de l'économie [3] est plus grande que celle qu'il faut pour éliminer les alcools légers, qui se décomposent avec plus de facilité.

L'ivresse amylique produit plus particulièrement le coma [4] prolongé et l'apoplexie.

---

[1] Mal à la tête.
[2] *Temporal*, aux tempes.
[3] Des organes, du corps.
[4] Assoupissement.

Ces différents alcools sont mêlés avec plus ou moins d'art par les fabricants, dans les boissons qu'ils vendent sous le nom d'eaux-de-vie ou de liqueurs, de sorte que le malheureux buveur est tour à tour exposé aux effets désastreux de ces agents toxiques, dont au fond l'un ne vaut pas mieux que l'autre : car, plus ou moins vite ou plus ou moins lentement, ils mènent à l'affaiblissement, à l'imbécillité et à la mort.

MAXIME

Le cabaret est un abattoir d'hommes.

31. — LE JEUNE POLÉMON

Polémon, jeune Athénien, perdu dans le luxe et les plaisirs, adonné à l'intempérance, n'était, par une suite nécessaire, occupé de rien de noble, de rien d'utile.

Une fois, sortant d'une fête nocturne, il revenait chez lui aux premiers rayons de l'aurore. Il voit que, malgré l'heure matinale, la porte du philosophe Xénocrate est déjà ouverte. Son imagination est aussitôt frappée d'une idée folle ; il veut s'amuser aux dépens du philosophe : la Sagesse va être bravée jusque dans son sanctuaire.

Il avait la tête couronnée de fleurs, les bras demi-nus, les yeux chargés de sommeil, le teint enflammé. En cet état, il va se placer sur les bancs occupés déjà par une foule de disciples recueillis à la parole du Maître.

A sa vue, tous sont indignés. Polémon va être chassé de la salle.

Les disciples sont arrêtés par un regard, un geste du Maître. Un profond silence s'établit, et Xénocrate, interrompant la leçon commencée, entreprend un discours élevé, touchant, sur la modestie, la pureté de l'âme, sur le charme donné par la vertu à la jeunesse.

Tandis qu'il parle, Polémon est ému; il perd peu à peu son audace et sa gaieté; son maintien devient réservé. Il rougit pour la première fois. Peu à peu ses yeux sont baissés, sa couronne de fleurs détachée, sa chlamyde de couleur ramenée modestement autour de lui. Enfin, son émotion se trahit par des larmes. La leçon avait été suffisante.

A compter de ce jour, aucun des disciples de Xénocrate ne fut plus attaché à ses leçons, ni aucun citoyen d'Athènes plus estimé. Ainsi fut ramené à la vertu Polémon l'Athénien.

Mme P. Boulanger.

MAXIME

Le respect de soi-même est le fondement de la morale.

---

32. — LE MEILLEUR NE VAUT RIEN

M. Héret, docteur en médecine, pharmacien en chef de l'hôpital Trousseau, s'est livré à une série d'analyses qui lui ont permis d'établir que la mauvaise qualité de l'alcool consommé est la principale cause de l'affreuse maladie de l'alcoolisme.

Des alcools ont été prélevés dans les établissements

les plus dissemblables. La différence des milieux, cafés luxueux ou sordides cabarets, ne s'est pas fait sentir sur la qualité de la marchandise. Tous les échantillons soumis à l'analyse sont revenus avec cette mention, qui donne à réfléchir : « Dangereux ou mauvais. »

Tous sont imparfaitement rectifiés. Le bas prix, d'ailleurs, n'excuse pas la falsification, car l'alcool le plus mauvais n'est pas celui qui se vend le meilleur marché.

Les expériences de M. Héret ont porté sur cinq échantillons d'eaux-de-vie. De l'analyse du premier alcool, pris dans un café des mieux réputés et vendu à raison de 1 franc le petit verre, il résulte qu'il est à la limite de ceux qui sont impropres à la consommation, et que sa coloration est due au caramel.

Le cognac pris dans un restaurant est préparé par le coupage d'un trois-six avec de l'eau de rivière, coloré avec du caramel et additionné d'une sauce qui contient des éthers et des substances végétales. Ce cognac est le moins mauvais de ceux qui ont été examinés.

L'alcool servi aux ouvriers, aux cochers, dans les débits qu'ils fréquentent est noté « dangereux » ; il provient d'un trois-six impur contenant de l'acide amylique.

Enfin, dans les bouges parisiens, on trouve des breuvages à saveur âcre et caustique, provenant d'un mélange d'alcool dénaturé, de caramel, de matières végétales et de méthylène. Il est extrêmement nuisible, mais, chimiquement parlant, il ne l'est pas plus que certains prétendus cognacs vendus 75 centimes et 1 franc le petit verre, dans de riches établissements, où l'on a soin, avant de le servir, de le mettre dans des bouteilles portant l'étiquette et le bouchon d'une marque connue.

En résumé, toutes ces eaux-de-vie sont des produits fabriqués, provenant toutes du coupage d'un alcool toxique avec une infusion plus ou moins nuisible faite avec de l'eau.

Avis à ceux qui ne tiennent pas à s'empoisonner. Le moyen le plus sûr de ne plus boire d'eau-de-vie fabriquée et malsaine, c'est de n'en pas boire du tout, ni chère, ni bon marché.

33. — LE COUP DU MATIN

1. Un fait qu'il faut proclamer bien haut et qu'il ne faut pas se lasser de rappeler, car, si tout le monde le sait, tout le monde aussi semble l'oublier, c'est que toute boisson alcoolique, vin, bière, cidre, eau-de-vie ou liqueur, *lorsqu'elle est prise en dehors des repas*, **agit beaucoup plus rapidement** *et avec beaucoup plus d'énergie sur les organes, et particulièrement sur l'estomac et sur le cerveau,* **que lorsqu'elle est mélangée aux aliments.**

2. L'immense majorité des cas d'alcoolisme aigu ou chronique est due à la funeste habitude qu'ont aujourd'hui tant de gens, et cela dans toutes les classes, de prendre, soit le matin à jeun, soit avant le repas du soir[1], les uns du vin pur, les autres en bien plus grand nombre, des vins alcooliques secs, de l'eau-de-vie ou des liqueurs. C'est à ce pernicieux usage et à ses progrès, si rapides depuis vingt ans, qu'il faut attribuer en partie l'affaissement physique et moral dont le pays ressent encore si cruellement les tristes effets.

---

[1] C'est ce qu'on appelle les *apéritifs*, les *amers*.

3. Par sa composition (eau, sucre, alcool, éther, tanin, sels), le vin constitue, au titre de 9 à 11 0/0 d'alcool, et étendu des deux tiers d'eau, la meilleure boisson pour les repas ; un homme qui se livre à un travail manuel exigeant des efforts soutenus peut, sans inconvénient, consommer un litre de vin par jour ; en dehors de ces conditions de travail, 40 à 50 centilitres suffisent. Mais, lorsque le vin est pris pur, dans l'intervalle des repas et surtout le matin à jeun, il peut, à lui seul, produire tous les accidents de l'alcoolisme chronique; il n'y a pas d'asile d'aliénés qui ne compte un certain nombre de pensionnaires dont la folie n'a pas d'autre cause que *ce coup du matin* si inoffensif en apparence.

ACADÉMIE.

MAXIME

Si vous voulez qu'on vous respecte, respectez-vous vous-mêmes.

---

34. — LE ROI CHARLES XII, DE SUÈDE

Ce sont les reproches de la reine sa grand'mère (il avait perdu sa mère quand il avait onze ans), qui ont décidé Charles XII à s'abstenir de vin.

Un jour qu'il revenait de la chasse et qu'il avait bu copieusement à son déjeuner, il se présenta au dîner de la reine tout crotté et couvert du sang des animaux qu'il avait tués. La reine lui fit quelques reproches amers. Le prince ne voulut pas en entendre plus long ;

il se retira avec précipitation, et l'éperon de sa botte se trouvant soit exprès, soit par mégarde, attaché à la nappe, il renversa tous les plats sur la reine.

Le lendemain, à l'heure du dîner, la reine lui renouvela ses réprimandes, en lui reprochant surtout de se livrer au vin.

Charles XII se leva, courut au buffet, se remplit de vin un grand verre et le but à la santé de la reine; il ajouta que, puisque cette liqueur l'avait fait manquer au respect qu'il lui devait, c'était pour la dernière fois de sa vie qu'il en buvait : ET IL TINT PAROLE.

VOLTAIRE.

MAXIME

Dis-moi ce que tu changes,
Je te dirai ce que tu es.

35. -- MÉFIEZ-VOUS

De ce que l'on insiste particulièrement sur les dangers dont sont menacés les buveurs qui consomment vin pur, eau-de-vie ou liqueur en dehors des repas, c'est-à-dire lorsque l'estomac, vide d'aliments, absorbe plus rapidement l'alcool, il ne faudrait pas conclure que, dans des conditions opposées [1], leur usage est complètement inoffensif.

Il n'est pas de médecin, au contraire, qui n'ait eu l'occasion de constater la fâcheuse influence qu'exerce sur la santé l'habitude qu'ont beaucoup de gens, se

---

[1] C'est-à-dire après le repas.

croyant très sobres et passant pour tels, soit de ne boire que du vin pur aux repas, soit de prendre chaque jour après l'un des repas, sinon à tous, un petit verre d'eau-de-vie, ou pure, ou mélangée à du café chaud [1], ce qui rend peut-être plus énergique encore l'action de l'alcool.

Sans doute, de pareilles habitudes ont rarement suffi pour produire les formes graves de l'alcoolisme ; mais que de maux de tête rebelles, que d'accès de goutte ou de catarrhes bronchiques [2], les médecins ne voient-ils pas soit disparaître rapidement chez les individus assez sages pour renoncer à l'usage de toutes ces boissons excitantes, soit, au contraire, s'aggraver et subir des transformations qui les rendent irrémédiables chez ceux qu'une incurable faiblesse rend impuissants à diminuer leur sensualité.

ACADÉMIE.

---

36. — LE BAPTÊME DU FEU

La fréquentation du cabaret n'inspire pas dans nos mœurs la répulsion dont elle devrait être l'objet. Le jeune homme, comme un grand enfant qu'il est, n'aspire qu'à être un homme, et, en attendant qu'il le soit, il fait tous ses efforts pour s'en donner l'air.

Sa première ambition est d'aller au cabaret et d'y recevoir ce baptême du feu d'une nouvelle espèce. Il ne se croit quelque chose que quand il a donné cette preuve d'indépendance.

C'est ici que son entourage devrait réagir contre ces

---

[1] Ce qui s'appelle habituellement un *gloria*.
[2] Ce qu'on appelle ordinairement « un gros rhume ».

imprudences juvéniles. Au contraire, on se fait autour de lui un jeu de ses premiers essais ; on trouve la chose toute simple et toute naturelle: c'est ainsi qu'a fait la génération précédente ; pourquoi renoncer à un usage aussi ancien et aussi respectable ? Plus d'une tête grise, que l'expérience devrait avoir éclairée, sourit avec indulgence à cette fatale imitation, raconte avec orgueil devant lui ses fauts faits bachiques [1], et excite ainsi une bien dangereuse émulation. Ce premier pas est d'autant plus dangereux que les jeunes gens gagnent ordinairement beaucoup plus que leur nécessaire, et contractent ainsi, sans s'en douter, des habitudes dont ils ne pourront que difficilement secouer le joug dans la suite.

Si la société ne réagit pas, comme elle le devrait, il y a une force puissante qui entraîne, c'est celle des mauvaises compagnies.

Les ouvriers dissipés, paresseux, buveurs, n'aiment pas à être seuls de leur espèce. Leur vice leur semble moins honteux s'il fait un grand nombre de victimes. Ils font agir adroitement toutes les petites passions, la fausse honte, la vanité, l'orgueil, pour prendre et retenir dans leurs filets les malheureux qui se mettent à leur portée, et ils comptent, pour décider leur victoire, sur la force de l'habitude. Ces pièges grossiers ne réussissent, hélas! que trop souvent.

Eugène Picard.

MAXIME

Les Spartiates montraient à leurs fils un Ilote ivre et leur disaient: Il n'y a que l'esclave qui s'abrutisse de la sorte; l'homme libre reste maître de lui.

---

[1] *Bacchus* était chez les Grecs le dieu du vin. *Bachique* se dit de ce qui se rapporte à l'ivrognerie.

37. — AU GREFFE DE LA PRISON

Il est neuf heures du matin ; les grilles de fer de la prison s'ouvrent à une voiture cellulaire escortée de gendarmes ; elle renferme une dizaine de malheureux arrêtés la veille, les uns pour coups et blessures, les autres pour vol ou pour meurtre, — presque tous à l'instigation de l'alcool.

Suivons ceux qui viennent d'arriver au greffe de la prison où l'on va inscrire sur le registre du crime et de l'infamie leurs noms, ceux de leurs pères et mères, gens peut-être des plus honnêtes et des plus honorables.

Le premier appelé est un jeune soldat, âgé de vingt-deux ans, arrêté la veille pour coups et blessures graves donnés en état d'ivresse. Il n'a jamais eu affaire à la justice ; il est honnête encore, il n'a pas volé ; mais, comme tous les autres, il deviendra voleur s'il continue à boire. En attendant, il a brisé sa carrière, car, jeune, intelligent et instruit, il aurait pu faire son chemin dans l'armée. Il a, de plus, compromis l'habit militaire, le plus bel habit qu'un homme puisse porter. Il passera devant un conseil de guerre, et paiera cher les quelques verres d'eau-de-vie qui l'ont perdu.

Le deuxième répond à l'appel de son nom avec une espèce d'effronterie : c'est un habitué des prisons et dépôts de vagabondage et de mendicité. Il a dix-neuf condamnations à son actif et il n'a que trente et un ans ! Fainéant, débauché, il ne travaille jamais et vole pour satisfaire sa fatale passion d'ivrogne. Déjà il porte toutes les traces de l'abrutissement ; il est sale et couvert de guenilles.

Le troisième pleure et répond en tremblant aux questions de l'employé du greffe. Il a quarante-cinq ans ; il exerce la profession de cordonnier ; il a une femme et cinq enfants en bas âge. Gagnant de quoi vivre heureux avec sa jeune famille, il s'est adonné à la boisson depuis quelque temps et dépense en alcool l'argent qui devait servir à nourrir sa femme et ses enfants.

La misère et les disputes ont envahi ce ménage, autrefois un modèle d'aisance, d'ordre et de tranquillité. Ivre, il a porté cinq coups de tranchet à sa femme et blessé deux de ses enfants, qui voulaient défendre leur mère lorsqu'elle gisait sanglante sur le plancher de la chambre.

Le malheureux ! jamais il n'a été condamné ! Son désespoir fait mal à voir, car il pleure moins sur le sort qui l'attend que sur celui de sa malheureuse femme et de ses pauvres petits enfants voués à une profonde misère.

MAXIME

Méfiez-vous du petit verre : il ruine l'âme et le corps.

---

38. — L'IVRESSE DE NOS PÈRES

Certes, ce n'est pas de nos jours que date l'ivrognerie. Mais son caractère a singulièrement changé depuis un siècle. Nos pères avaient l'ivresse gaie, inoffensive et parfois spirituelle, parce qu'ils ne buvaient que du vin naturel ou de l'eau-de-vie provenant de la distillation du vin naturel.

Nos contemporains ont l'ivresse sombre, dangereuse, abrutissante, parce qu'ils ne consomment, en général, que des vins frelatés ou des eaux-de-vie provenant de la distillation de toutes sortes de substances, absolument étrangères au vin naturel.

A part les inconvénients moraux, sérieux assurément, qui résultaient de leurs habitudes d'intempérance, savoir : l'oubli de leur dignité et la négligence de leurs intérêts, les buveurs incorrigibles n'avaient jadis presque pas à souffrir de leur vice ; leur santé restait à peu près intacte.

L'ivresse habituelle n'avait pas encore amené cette dégradation profonde au physique et au moral, cette marche progressive vers la déchéance de l'individu et de la race qu'on observe de nos jours, et à laquelle il n'est que temps de mettre un terme.

Aujourd'hui l'ivrognerie revêt un caractère particulièrement funeste. Elle conduit fatalement à cette terrible affection, la grande maladie du siècle, l'alcoolisme, qui n'est autre chose que l'empoisonnement plus ou moins lent, mais sûr et inévitable, au moyen de substances toxiques, avec ses terribles conséquences de maladie, d'abrutissement, de folie et de mort.

Qu'on ne nous parle donc plus de la joyeuse ivresse de nos pères. Le vin, disaient-ils, leur donnait des ailes, et ils chantaient sur tous les tons le pur jus de la treille. Aujourd'hui le triste alcool, extrait du bois, du blé, de l'avoine, des pommes de terre, est semblable à une massue qui frappe droit sur le cerveau et l'assomme. Le seul chant qui lui convienne, c'est une marche funèbre !

39. — LA CONSOMMATION DE L'ALCOOL

La consommation de l'alcool augmente chaque année en France dans des proportions inquiétantes. Elle a triplé depuis trente ans, c'est-à-dire depuis que la fabrication des esprits d'industrie [1] a pris tant d'importance à la suite de l'invasion du phylloxera qui a détruit nos vignes.

En 1850, on fabriquait, en France, 891.500 hectolitres d'alcool pur, dont 815.000 provenant des vins, cidres, marcs et lies, le reste provenant des pommes de terre, de la mélasse et des betteraves. Aujourd'hui, la proportion est complètement renversée. En 1881, on a fabriqué 1.821.287 hectolitres d'alcool pur : les vins, cidres, lies, n'en ont fourni que 61.839 ; tout le reste est venu de la betterave, de la mélasse et de la pomme de terre. 1.759.448 hectolitres de cet alcool toxique [2] ont été mis en circulation.

Si l'on fait abstraction de la partie qui est dénaturée [1] pour servir à l'éclairage, on trouve que la quantité soumise aux droits, et par conséquent consommée en France, a été, en 1881, de 1.444.156 hectolitres, ce qui, pour une population de 37.672.048 âmes qu'accuse le recensement de cette même année, donne 3 lit. 80 par an et par tête.

En 1885, la production officiellement constatée a été de 1.864.451 hectolitres, sur lesquels les vins, marcs, lies, cidres et fruits divers n'ont fourni que 102.779 hec-

---

[1] Des alcools extraits de toutes sortes de substances par l'industrie.

[2] Qui empoisonne.

[3] On fait subir aux alcools, pour les rendre impropres à la boisson, une opération appelée *dénaturation*.

4

tolitres. Ce dernier chiffre seul représente un alcool qui n'est dangereux que par l'excès ; tout le reste représente du poison véritable, en quelque quantité qu'on en prenne ; et c'est cet *alcool poison* qui est le seul que vendent les débits de toutes natures.

Dr JULES ROCHARD.

MAXIME

Le vitriol tue vite ; l'alcool tue peu à peu.

40. — QUELQUES CHIFFRES

La consommation de l'alcool va tous les jours en augmentant, et cet accroissement n'est pas en rapport avec le développement de la population.

En Belgique, la consommation des spiritueux s'élevait, en 1830, à 18 millions de litres pour 4 millions d'habitants. En 1877, elle a atteint 500 millions de litres pour 5 millions d'habitants !

En France, le chiffre officiel de la consommation de l'alcool, qui était de 970.590 hectolitres en 1874, s'est élevé à 1.414.342 hectolitres en 1882, et le chiffre de la population ne s'est pas sensiblement modifié.

Il n'est pas très facile de savoir quelle est la proportion du nombre des alcooliques sur l'ensemble de la population.

Cependant, il paraît résulter de nombreuses statistiques faites en Europe et en Amérique que cette proportion est comme 3 est à 120, c'est-à-dire d'environ 3,4 0/0.

Les femmes comptent moins d'alcooliques que les hommes. Le nombre des femmes alcooliques est à celui des hommes alcooliques comme 16 est à 123, c'est-à-dire dans la proportion d'environ 7,4 0/0.

Dr GADAUD.

MAXIME

L'ivrognerie est un vice dégradant; elle ravale l'homme au-dessous de la bête.

---

41. — ALEXANDRE DE MACÉDOINE

Pendant une marche longue et pénible dans les plaines arides de l'Asie Mineure, Alexandre le Grand, roi de Macédoine, et son armée, souffraient cruellement de la soif.

Quelques hommes envoyés à la découverte trouvèrent un peu d'eau dans le creux d'un rocher et l'apportèrent au roi dans un casque. Alexandre montra cette eau à ses soldats pour les encourager à supporter la soif avec patience, puisque ces quelques gouttes annonçaient une source voisine.

Puis, au lieu de la boire, il la répandit à terre aux yeux de toute l'armée, pour ne pas avoir à lui seul une satisfaction refusée aux autres.

Quel est le soldat qui, sous un tel chef, se serait plaint des privations et des fatigues? Quel est celui qui ne l'aurait pas suivi avec joie? Aussi, ce chef et cette armée firent-ils la conquête de l'Asie et fondèrent-ils un des plus vastes empires de l'antiquité.

Malheureusement, Alexandre ne sut pas toujours se montrer, comme ici, maître de lui-même et de sa volonté. Il eut la faiblesse de se laisser aller à l'intempérance et encourut des regrets qui ne finirent qu'avec la vie. Un de ses généraux, nommé Clitus, était son ami. Clitus avait sauvé la vie à Alexandre au passage du Granique, en tuant un ennemi dont l'arme était levée sur le jeune conquérant. A Arbelles, il commandait un corps de cavalerie et rendit les plus grands services au roi dans ces prodigieuses campagnes qui lui donnèrent l'empire du monde ancien.

Au milieu d'un festin, où tous les convives avaient bu plus que de raison, Clitus, échauffé par le vin, irrité d'entendre rabaisser la gloire des vieux chefs macédoniens, osa mettre les exploits de Philippe au-dessus de ceux de son fils Alexandre. Le roi, ivre lui-même, ne se connaissant plus, se leva, saisit sa lance et en transperça la poitrine de Clitus, qui expira sur-le-champ.

Le lendemain, revenu à lui-même, Alexandre témoigna le plus violent désespoir. Il avait ainsi récompensé les longs et fidèles services d'un de ses plus glorieux capitaines, d'un de ses amis les plus dévoués.

MAXIME

Il n'y a pas de défaut que l'ivresse ne découvre et n'augmente.

42. — CE QUE L'ALCOOL COUTE A LA FRANCE

I

M. le Dr Jules Rochard a entrepris de calculer ce que la boisson empoisonnée, qui provient de l'alcool d'industrie, coûte chaque année à la France. Il écarte d'abord de son calcul toutes les boissons fermentées, vin, bière, cidre, et même les eaux-de-vie de bon aloi provenant du vin, du marc, du cidre et des fruits. Bien que l'abus de ces boissons soit funeste, c'est l'alcool industriel qui est l'ennemi féroce, acharné à la perte de ceux qui se livrent à lui.

Notre consommation annuelle est de 1.444.156 hectolitres. Le prix moyen de l'hectolitre a été, pendant une dizaine d'années, de 63 francs. Cela fait donc une dépense annuelle de 90.981.828 francs.

Il faut calculer maintenant ce que l'ingestion de cet alcool coûte en journées de travail perdues, en frais de traitement et de chômage, en frais de justice par suite des rixes, des délits, des crimes causés par l'ivresse, en pertes occasionnées à la société par les suicides et l'aliénation mentale, cortège accoutumé des boissons fortes.

Pour enivrer un homme et le mettre tout un jour hors d'état de travailler, il suffit de 0 lit. 20 d'alcool, ce qui équivaut à un demi-litre d'eau-de-vie, le titre moyen des eaux-de-vie de cabaret étant de 37°,50. En supposant que le tiers de la consommation totale soit absorbé par des gens qui n'en font pas abus, il restera encore, au compte de l'ivresse, 962.771 hectolitres d'alcool pur, représentant 481.385.500 journées de travail perdues, soit à 2 francs la journée, ce qui est un minimum, 962.771.000 francs.

II

Une perte semblable pourrait être supportée sans trop de préjudice dans un pays où la population serait exubérante et le travail en excès ; mais c'est le contraire dans notre pays. La population ne s'accroît guère, et la main-d'œuvre fait défaut partout. Les campagnes manquent de bras, parce que les populations rurales sont entraînées vers les villes par des attraits de tout genre au milieu desquels l'alcool tient sa place. Les étrangers accourent en foule offrir leurs services. Cet élément augmente chez nous treize fois plus vite que la population indigène. En admettant qu'il n'y ait que les trois quarts des immigrants occupés et que chacun d'entre eux ne le soit que trois cents jours par an, à 2 francs par jour, cela fait une somme de 450.495.000 fr. que nous leur payons annuellement et dont nous ferions l'économie si nos ivrognes travaillaient un ou deux jours de plus par semaine, au lieu de se traîner ce temps-là dans le vice. C'est encore une perte sèche pour le pays.

Et les accidents et maladies provenant de l'ivresse ! Si on évalue seulement à un dixième du nombre total celui des blessés et malades par cette cause, on arrive à une perte nouvelle de 70.842.000 francs, qui représente le dixième de la somme totale que coûtent par an à la France les frais de traitement et de chômage.

III

Le nombre des fous que l'ivresse amène dans les asiles est, en moyenne, de 14 0/0. Les aliénés traités dans les établissements spéciaux coûtent par an au pays 16.580.703 francs, dont les quatorze centièmes, soit 2.321.300 francs, incombent à l'alcoolisme.

La proportion des suicides qui lui sont dus est à peu près la même. Or, il y a en France 6.638 suicides par an, dont 5.184 hommes et 1.454 femmes. Comme ce sont presque toujours des personnes dans la force de l'âge, on peut évaluer la valeur économique de la vie des premiers à 4.000 francs et celle des secondes à 2.000 francs, ce qui, à raison de 14 0/0, donne une nouvelle somme d'environ 3.200.000 francs à porter au compte de l'alcool.

Faisons maintenant la part des frais de justice. On estime généralement que la moitié des crimes sont dus à l'alcool. Supposons qu'en France la proportion soit un peu plus faible, et estimons-la à 40 0/0; comme le service des prisons, les frais de transfèrement et les dépenses de la transportation s'élèvent ensemble à 22.236.304 francs par an, les quarante centièmes, soit 8.894.500 francs, doivent être portés au compte de l'ivresse.

IV

Nous voici maintenant en mesure d'établir le budget des dépenses de ce vice ruineux et humiliant. Voici comment il se règle :

Prix de l'alcool consommé	90.981.800
Journées de travail perdues........	962.771.000
Frais de traitement et de chômage.	70.842.000
Frais pour aliénation mentale.. ..	2.321.300
Suicides	3.200.000
Frais de répression des criminels.	8.894.500
Total............	1.139.010.600

Soit un milliard cent trente-neuf millions ! Et, comme le mal va croissant, la perte croît aussi. Le même calcul, fait en 1888, donne pour total : 1.556.757.296 francs, c'est-à-dire PLUS D'UN MILLIARD ET DEMI DE FRANCS de perte sèche pour la France, chaque année, par suite de l'alcoolisme.

Et l'on ne compte pas là dedans les ruines individuelles, les ruines des familles, les désordres, les hontes, les larmes, les deuils, les désespoirs ! Ce budget terrible ne s'exprime pas par des chiffres.

MAXIME

La santé est la plus enviable des richesses ; deux bras forts et vigoureux valent mieux qu'un arpent de terre de plus. Et dire qu'il suffit de quelques petits verres d'alcool pour détruire ce précieux trésor !

---

43. — LE FOUR A CHAUX

Un ouvrier nommé Roland s'était présenté dans une fabrique de plâtre pour demander de l'ouvrage. On lui avait promis de l'employer. Le succès de sa démarche lui avait fait d'autant plus de plaisir qu'il chômait depuis plusieurs mois et se trouvait réduit à une grande misère. Malgré son dénûment, il voulut fêter la bonne chance. Il invita donc un ami à venir au cabaret escompter avec lui le profit d'une place qui n'était encore qu'une espérance pour le lendemain.

Quand les deux compagnons sortirent, le soir, leurs jambes se ressentaient des rasades versées. Roland se dirigea vers sa demeure, située dans un village assez éloigné. Il n'allait pas vite, alourdi qu'il était par l'ivresse. La nuit venue, il n'était encore qu'à moitié chemin et n'en pouvait déjà plus. Sur sa route se trouvait un four à chaux. Roland, incapable de comprendre le danger auquel il va s'exposer, n'a pas plus tôt aperçu la lueur qui lui promet chaleur et abri, qu'il a déjà résolu de passer la nuit, blotti sur l'abri du four. Il est bientôt installé, et endormi le plus près possible du bord. Dans son sommeil, il s'agite et, glissant tout à coup, il tomba d'une hauteur de quinze pieds; le fourneau était allumé.

Le lendemain seulement, le cadavre du pauvre homme fut retrouvé à demi calciné. La tête seule ne portait pas de traces de brûlures. Elle avait gardé, persistant après la mort, une expression effrayante de souffrance. Que n'est il rentré chez lui, portant la bonne nouvelle à sa femme et à ses enfants? Ils se seraient réjouis ensemble. Le père ne serait pas mort dans une horrible torture; les petits enfants ne seraient pas privés de soutien.

Mme P. BOULANGER.

---

44. — IL FAUT S'Y PRENDRE A TEMPS

Nous n'avons rien dit des femmes et, malheureusement, il y en a cependant qui font aussi abus des alcools. Mais il nous répugne souverainement de nous occuper de celles qui sont la honte de leur sexe, le scandale vivant de la société, le désespoir et la ruine de leur famille. Tout ce que nous avons dit des hommes leur est applicable, et pour les maladies et pour les crimes; nous en avons vues qui, dans leur délire alcoolique, égorgeaient leurs enfants !

4*

Puisse tout ce que nous venons d'écrire profiter à ceux qui nous liront !

Il est plus que temps que l'ouvrier surtout, ce grand consommateur, finisse par comprendre les dangers auxquels l'exposent physiquement et moralement les excès du genièvre (eau-de-vie).

Il n'y a pas d'habitude, quelque enracinée qu'elle soit, dont on ne puisse se corriger avec un peu de bonne volonté et d'énergie.

Attendre pour le faire jusqu'à ce que l'hôpital ou la prison en fasse une nécessité forcée, serait insensé, indigne d'un être raisonnable.

L'alcool, toujours falsifié avec les ingrédients les plus dangereux, est le fossoyeur de nos classes ouvrières. Sur dix convois funèbres qui passent, il compte six ou sept victimes qu'il va précipiter dans la fosse.

Honneur, santé, famille, avenir, tout tombe dans le gouffre béant creusé par ce perfide ennemi, qui guette sa proie à tous les coins de rue.

Et cependant chacune de ses victimes avait prétendu qu'elle ne se laisserait jamais avilir ni dominer par lui, et jurait de se tenir dans de prudentes limites. Serment de buveur, serment de mensonge ! On commence par boire un ou deux petits verres, et l'on finit par ingurgiter un litre. C'est l'histoire de tous les ivrognes, sans aucune exception ; tous ont commencé et fini ainsi.

Henri MARTEL.

MAXIME

En temps d'épidémies, il n'y a pas d'individus plus exposés que ceux qui sont affaiblis par l'abus de l'alcool.

45. — SOLDATS ET MARINS

Les décès causés dans l'armée par l'ivresse alcoolique aiguë, le *delirium tremens*, ont diminué de plus de moitié en sept ans. Cela tient à la durée moindre du service militaire, à l'absence de vieux soldats sous les drapeaux et à l'oubli des vieilles traditions.

Le même résultat se constate dans la marine pour des raisons analogues. Les matelots sont plus jeunes, les campagnes moins longues, le bien-être est plus grand à bord, et la discipline s'est adoucie.

Dans ma jeunesse, lorsque la vie des hommes s'écoulait presque entière à bord des navires, au milieu des privations les plus dures et sous une discipline de fer ; dans ce temps où les équipages n'allaient presque jamais à terre et faisaient parfois de longues campagnes sans y mettre le pied, quand on arrivait dans un port de France, que cette consigne sévère venait à cesser, quand le navire, arrivé la veille des mers du Sud ou de l'Océan Indien, jetait son monde sur le pavé de Brest ou de Toulon, c'étaient alors des orgies et des scènes de désordre dont on n'a plus d'idée aujourd'hui.

Les querelles dans les cabarets, les rixes avec les soldats de la garnison ne tardaient pas à se généraliser, chacun prenant parti pour les siens ; les magasins se fermaient, la ville avait l'air prise d'assaut, et les autorités militaires et maritimes avaient toutes les peines du monde à rétablir l'ordre en réunissant leurs efforts. Dans ces journées d'orgie, les équipages oubliaient leurs trois années de privations et dépensaient l'arriéré de solde de toute leur campagne.

Les mœurs maritimes ont complètement changé. Aujourd'hui le temps de service est court, les matelots sont jeunes et dociles. Ils se trouvent bien à bord, vont souvent à terre, n'y font pas de bruit et n'ont plus d'argent à perdre.

Dr JULES ROCHARD.

MAXIME

L'eau-de-vie devrait s'appeler l'eau de mort. Elle tue plus d'hommes que la guerre.

46. — ROGER-BON-TEMPS

I

Roger était un apprenti serrurier, honnête et laborieux. Une fois, comme il rentrait de son travail, un de ses camarades l'engagea à s'asseoir avec lui à la porte d'un café, pour s'y rafraîchir. La journée avait été chaude. — Garçon, deux absinthes ! — Roger fit des façons ; il savait que les liqueurs fortes sont nuisibles à la santé, et il s'en était abstenu jusque-là. Mais la crainte de désobliger son camarade, de paraître reculer, le désir de faire l'homme, l'emportèrent. Il se laissa entraîner.

L'absinthe lui parut avoir un goût agréable ; elle était fraîche ; elle lui laissa un certain bien-être, et il se promit de recommencer. Le lendemain, c'est lui qui voulut payer la tournée au camarade.

Quelques jours après, ce fut le matin, avant de se rendre au travail, qu'on entra au café prendre un petit verre de cognac ou de chartreuse pour se donner du cœur. Et, en effet, sur le premier moment, l'alcool portait le sang au cerveau et activait la circulation. Le petit verre

en petit verre, Roger prit l'habitude et le goût de boire ;
l'alcool le stimulait, lui donnait une gaieté factice, le
rendait bavard ; il était toujours prêt à entonner une
chanson joyeuse, et on le surnommait Roger-Bon-Temps.

Bientôt il éprouva le besoin de boire un petit coup
dans la journée ; il se mettait plus tard au travail, il l'in-
terrompait souvent. A la joie extérieure de l'ivresse suc-
cédait un profond abattement ; les jambes fléchissaient,
les bras manquaient de vigueur. Il allait chercher au
cabaret une nouvelle provision de forces. Il alternait ses
boissons, tantôt l'alcool, tantôt la bière, tantôt le vin,
mais il était de plus en plus altéré, de plus en plus avide
de boire.

Ses parents étant venus à mourir, il hérita d'une petite
fortune. Il était devenu ouvrier dans l'intervalle. Il aurait
pu s'établir à son compte ; mais il n'y songea pas : l'énergie lui faisait déjà défaut. Bien plus, se croyant assez
riche, il abandonna le métier, et il passa ses journées à
rouler de café en café.

II

Déjà on ne l'appelait plus aussi souvent Roger-Bon-
Temps ; on commençait à l'appeler Roger-l'Ivrogne.
L'héritage s'en allait grand train. Chaque jour, Roger
absorbait force petits verres d'eau-de-vie ou de kirsch,
ou de grands verres d'absinthe, le matin à jeun, sous
prétexte de « tuer le ver »; puis, avant les repas, sous
prétexte de s'ouvrir l'appétit ; puis, après chaque repas,
sous prétexte de faciliter la digestion ; enfin, partout et à
toute heure.

Quand il était ivre, il devenait irascible et cherchait
querelle à tout le monde ; il insultait, criait, causait des
dégâts ; il fut traduit en simple police, puis en police

correctionnelle, et connut même la prison. Pauvre Roger ! Qu'aurait-il dit, quand il était un brave écolier et un bon apprenti, si on lui avait prédit toutes ces hontes? Il en aurait repoussé la pensée avec indignation.

Sa santé finit par s'altérer gravement; il fut atteint d'un tremblement nerveux, son intelligence s'obscurcit, son regard devint terne et son visage prit un air hébété.

Un matin de décembre, on le trouva dans une ornière; la veille, sous prétexte de fêter on ne sait quel événement, il avait bu plus que de coutume. Sorti du cabaret à une heure avancée de la nuit, il avait trébuché sur le chemin en se rendant chez lui et n'avait pas eu la force de se relever. Le froid l'avait saisi, et il était mort.

On l'enterra aux frais de la commune. Non seulement il était ruiné, mais il avait fait des dettes. Son nom, quand il est prononcé par ceux qui l'ont connu, n'excite qu'un sentiment de mépris et de dégoût.

Cette profonde déchéance d'un homme encore jeune, à peine séparé du temps de l'école et de l'apprentissage par quelques années seulement, et qui avait inspiré d'abord tant d'espérances, fait naître dans l'esprit les plus tristes réflexions.

MAXIME

La porte du cabaret conduit à l'hôpital.

47. — UN DIALOGUE

A. Quelle est la meilleure mesure que peuvent prendre les particuliers pour combattre l'alcoolisme ?

B. La meilleure mesure à prendre est de se faire *abstinent* de boissons fortes.

A. Ne suffit-il pas de se borner à la modération, au lieu de s'abstenir ?

B. Non ; la prétendue modération n'est nullement une mesure efficace.

1° Il est souvent impossible de dire où finit l'usage modéré et où commence l'abus ;

2° A cause du pouvoir de séduction qu'exerce ce breuvage infernal, l'usage modéré peut conduire insensiblement aux plus profonds abîmes. Chaque jour, nous en voyons les plus tristes exemples. Ce qui doit surtout convaincre de cette vérité, c'est que les victimes de l'ivrognerie les plus dégradées s'étaient également promis de n'en faire qu'un usage modéré ;

3° S'abstenir, même et surtout quand on pense ne pas en avoir besoin, c'est donner un exemple salutaire et faire un acte de dévouement et de force de caractère, qui doit exercer une grande influence sur le prochain.

A. Qu'entendez-vous par engagement d'abstinence ?

B. C'est une promesse d'honneur de s'abstenir complètement de toute boisson forte proprement dite, et cela, soit pour un temps déterminé, soit pour la vie entière.

A. Qu'entendez-vous par abstinence totale ?

B. L'abstinence totale, telle qu'on la pratique surtout en Angleterre, en Norvège, en Hollande, etc., est l'abstention complète de toute boisson contenant de l'alcool ; cette abstinence comprend donc, non seulement les boissons fortes, mais même le vin, la bière, le cidre.

A. Que pensez-vous de l'abstinence totale à pratiquer dans notre pays?

B. 1° Quant aux victimes de l'ivrognerie, l'abstinence totale est pour eux un excellent remède ;

2° Quant à ceux qui la pratiquent sans y être engagés par un motif de précaution ou de remède, ils donnent un exemple héroïque, et prouvent par leur abstention que l'alcool, même sous la forme la plus diluée, n'est pas plus nécessaire à la santé qu'au bonheur.

A. N'est-il pas plus courageux et plus beau de se modérer que de s'abstenir?

B. Non ; car, s'abstenir d'une chose légitime, par précaution personnelle, pour écarter sûrement tout danger, ou par amour du prochain, pour travailler plus efficacement au bien d'autrui, est un acte éminent de courage et de grandeur d'âme.

A. Les ouvriers n'ont-ils pas besoin de boissons fortes afin de pouvoir supporter leur travail parfois très pénible?

B. Nullement ; il y a des milliers d'ouvriers qui s'abstiennent de toute boisson forte, et qui peuvent se livrer aux travaux les plus pénibles, non seulement aussi bien, mais même beaucoup mieux que les buveurs modérés.

A. A quel âge faut-il se faire *abstinent?*

B. 1° On peut se faire *abstinent* à n'importe quelle époque de la vie ; il est faux que, pour ceux qui sont habitués aux boissons fortes, il soit dangereux de s'abstenir tout à coup ;

2° La meilleure époque cependant est la jeunesse, avant que la mauvaise habitude ait pris racine : prévenir est plus facile que guérir.

ED. VASLET.

MAXIME

Vivre sans trouble et mourir sans remords est la récompense d'une vie tempérante et sagement réglée.

48. — LES MÉTIERS DANGEREUX

La nocuité [1] des substances contenues dans tous les alcools d'industrie, les eaux-de-vie de marcs et de cidres, est surabondamment établie aujourd'hui par de nombreux faits qu'on peut grouper sous quatre chefs principaux : 1° l'examen chimique de ces alcools ; 2° leur action toxique sur les animaux, démontrée par des expériences physiologiques ; 3° l'extension formidable de l'alcoolisme et de ses suites, folies, suicides, criminalité, dans les pays où l'on consomme surtout des alcools d'industrie ; 4° enfin, l'accroissement énorme de la mortalité dans les classes de la population qui s'adonnent plus spécialement à l'usage des boissons alcooliques.

On a fait en Angleterre, il y a quelques années, un tableau statistique de la mortalité par profession. La mortalité générale des hommes, compris entre vingt-cinq et soixante-cinq ans, étant de 1.000 par 64.641 habitants, c'est-à-dire environ 15 pour 1.000, on remarque que les fermiers et cultivateurs donnent une proportion de 9,78 ; les charpentiers et menuisiers, de 12,71 ; les mineurs, de 13,81.

On voit la proportion s'élever dès qu'il s'agit de professions où l'ouvrier manie des substances toxiques, comme c'est le cas des verriers, des peintres et des plombiers, qui fournissent un chiffre de 18,63.

Les professions dans lesquelles les hommes sont souvent mal nourris, mal logés, mal vêtus et se trouvent, de plus, exposés à des accidents ou à une atmosphère viciée, présentent une mortalité beaucoup moins grande que celle que l'on constate chez les individus engagés

---

[1] *Nocuité*, puissance de nuire.

dans le trafic des boissons alcooliques, et entraînés, par conséquent, à boire fréquemment, soit avec leurs camarades, soit avec leurs clients, parce qu'ils ont sans cesse sous la main la bouteille et le verre.

C'est ainsi que les brasseurs fournissent à la mortalité une proportion de 21,09 ; les aubergistes et cabaretiers, 23,57 ; les domestiques de cafés et d'hôtels, 34,15. Ces chiffres ont leur éloquence.

D'après GRANDEAU.

MAXIME

Ne bois jamais sans soif.

---

49. — LE JEUNE CYRUS

Cyrus, qui devait devenir l'un des plus illustres et des plus puissants rois de l'Asie, était fils de Cambyse, roi des Perses. Quand il eut l'âge de douze ans, son grand-père, Astyage, roi des Mèdes, désira le voir, et sa mère Mandane le conduisit à la cour d'Astyage. Fort bien élevé, très intelligent, il charmait son grand-père par ses bonnes manières et le divertissait par ses réparties.

Un des plus hauts fonctionnaires de la cour était un nommé Sacas, très bien fait de sa personne, et favori du roi qu'il servait à table. Un jour que Cyrus assistait au repas d'Astyage et qu'il l'entendait faire l'éloge de Sacas, prenant la parole brusquement, et sans rien craindre, à la mode des enfants, il dit : — Et pourquoi l'aimez-vous tant ? — Astyage sourit de cette demande et lui dit que c'était à cause qu'il servait à boire de bonne grâce. Et, de fait, les échansons de ces princes sont fort adroits ; après avoir versé le vin dans la coupe, ils la prennent avec trois doigts et la présentent en telle sorte que celui qui veut boire la prend très facilement de leurs mains.

— Commandez donc à Sacas, dit Cyrus, qu'il me donne votre coupe, afin que je vous serve à boire, et que je gagne ainsi votre affection par ce moyen-là, s'il m'est possible.

Astyage commanda à Sacas de le faire, et Cyrus, ayant pris la coupe, la rinça fort proprement comme il avait vu faire à Sacas ; puis, avec un visage sérieux et une grâce admirable, il présenta du vin au roi. Astyage et Mandane se mirent à rire de cette action, et lui-même, faisant un grand éclat de risée, vint sauter au cou de son grand-père, en disant : Pauvre Sacas, te voilà ruiné, je te vais faire perdre ton office, car je servirai de meilleure grâce que toi, et je ne boirai pas le vin, comme tu fais. Il disait cela, parce que les échansons des rois, après leur avoir présenté du vin, doivent en verser dans le creux de leur main gauche, et en faire l'essai, afin que, s'ils avaient mis du poison dedans, ils en portassent la peine.

Sur cela, Astyage dit en riant à Cyrus : — Pourquoi donc, puisque vous avez pris garde à faire comme Sacas, n'avez-vous point fait l'essai du vin ? — J'ai eu peur, répondit-il, qu'il n'y eût du poison dedans ; car je me souviens bien que dernièrement, quand vous fîtes un festin à vos amis au jour de votre naissance, il avait mis quelque chose dans votre vin. — Et comment avez-vous vu cela ? dit Astyage.

— A cause, répondit-il, que je vous voyais tous troublés, car vous faisiez ce que vous n'auriez pas souffert à des enfants comme moi. Vous parliez tous ensemble, et ne vous donniez pas le loisir de vous faire entendre. Vous chantiez en confusion, et ne laissiez pas d'assurer que vous faisiez la plus excellente musique du monde. Chacun de vous vantait son adresse et sa force, et cependant, quand il a fallu se lever pour danser, tant s'en faut que vous pussiez faire un pas en cadence, qu'à peine vous pouviez vous soutenir. Il semblait que vous eussiez oublié que vous étiez le roi, et qu'ils ne se souvinssent plus d'être vos sujets. Vous étiez aussi grands maîtres les uns que les autres : car pas un de vous ne se taisait pour écouter son compagnon.

Astyage reprenant la parole : — Hé quoi ! mon fils, lui dit-il, votre père ne fait-il jamais ainsi la débauche à table ? — Jamais ! répondit Cyrus. — Et comment vit-il donc ? ajouta Astyage. — Il se contente de boire pour la soif, répondit Cyrus, et il ne s'en trouve pas mal.

XÉNOPHON.

MAXIME

La sobriété est le chemin de la vertu ; l'intempérance engendre tous les vices.

50. — UN AVERTISSEMENT SÉVÈRE

Lorsqu'on parcourt les travaux publiés, dans ces dernières années, sur la folie et la criminalité, on voit se dégager de cette étude deux faits importants et absolument démontrés : d'une part, l'accroissement successif des maladies morales et des crimes, et, d'autre part, la fréquence toujours plus grande de la même cause, l'alcoolisme des parents et la transmission héréditaire.

Ce phénomène moral et social constitue pour l'avenir une menace effrayante, eu égard surtout à l'augmentation incessante de la consommation des boissons alcooliques, notamment des alcools industriels, et au nombre sans cesse croissant des dégénérés et des irresponsables, entraînés par la loi fatale de l'hérédité. Folie, criminalité et alcoolisme marchent de compagnie. Les investigations[1] de la science médicale et les données de la statistique criminelle sont d'accord pour établir la corrélation[2] qui existe entre ces trois facteurs.

Interrogez les médecins, les magistrats, les directeurs de pénitenciers, de prisons, d'hôpitaux ou d'asiles d'aliénés, et tous vous répondront que les trois quarts de ces tristes épaves de la maladie ou du crime sont des ivrognes, et que, dans la moitié des cas, se retrouvent les preuves irrécusables de l'alcoolisme des ascendants.

Tout le monde reconnaît que cette loi de l'hérédité alcoolique repose sur des faits positifs et n'est pas le rêve d'un abstinent rigide et austère. Ce que le public ignore généralement, c'est que l'alcool, *même à dose modérée*, peut amener, chez les prédisposés, des troubles mentaux présentant les signes classiques de l'intoxication[3] alcoolique.

D^r DE VAUCLEROY.

MAXIME

Il faut s'habituer de bonne heure à la fatigue et aux privations : c'est ainsi qu'on devient un homme.

---

[1] Les recherches.
[2] Le rapport.
[3] Empoisonnement.

51. — L'HOMME EST LIBRE

L'hérédité n'est ni fatale, ni inéluctable. A tous les degrés de la dégénérescence, on peut opposer des mesures sociales ou individuelles, préventives ou même curatives, qui en atténueront ou en arrêteront les effets. Rien ne pousse irrésistiblement au crime, ni l'hérédité, ni la misère, ni l'ignorance, ni le mauvais exemple, ni le vagabondage, ni l'alcoolisme. Ce sont des milieux malsains sur lesquels la volonté de l'homme peut avoir une action plus ou moins efficace, mais toujours réelle.

Dr LADAME.

MAXIME

Personne n'est disposé à venir en aide aux individus paresseux et ivrognes.

---

52. — LES ENFANTS SACRIFIÉS

L'intoxication alcoolique, c'est-à-dire l'empoisonnement par l'alcool, exerce sur la santé des populations, surtout dans les pays du Nord, où l'on boit malheureusement d'énormes quantités de genièvre, gin, whisky, schnaaps, etc., des ravages qui tendent à s'accroître de jour en jour.

Et ce qu'il y a de profondément douloureux, c'est que les conséquences des excès des boissons enivrantes ne se bornent pas à frapper les ivrognes, mais frappent aussi leurs enfants.

A la première génération, apparaissent l'immoralité,

la dépravation, les excès alcooliques et l'abrutissement moral.

A la deuxième génération, apparaissent l'ivrognerie héréditaire, les accès furieux et la paralysie générale.

A la troisième génération, apparaissent les tendances hypocondriaques[1], la lypémanie, c'est-à-dire la tristesse et la mélancolie, enfin les tendances homicides.

A la quatrième génération, apparait la dégénération complète; l'enfant nait imbécile ou idiot, ou le devient à l'adolescence.

L'ivrogne ne s'empoisonne et ne se tue pas seulement lui-même, mais il empoisonne et tue les malheureux enfants qu'il met au monde. Sur cent enfants idiots, quarante-huit proviennent de pères ivrognes.

Henri MARTEL.

MAXIME

Un petit verre d'alcool tous les matins, c'est la maladie à intérêts composés.

---

53. — UN RÉGIMENT DE POISONS

L'eau-de-vie la plus répandue est le trois-six dédoublé. Quoique étendu dans une égale quantité d'eau, l'alcool produit des effets presque aussi foudroyants que s'il était absorbé à l'état de pureté. L'eau, en effet, n'est digérée et ne pénètre dans les organes que très lentement, tandis que l'absorption de l'alcool est presque immédiate.

Il faut d'autant plus se défier de cette boisson qu'elle

---

[1] C'est-à-dire qui porte à une tristesse noire.

est faite, la plupart du temps, avec des alcools de betteraves, de grains ou de pommes de terre ; or, ces alcools, quand ils ne sont pas rectifiés, contiennent de l'alcool amylique ou butylique et des huiles essentielles. Ces substances dessèchent le gosier et portent à boire encore après qu'on a déjà beaucoup bu.

Cette circonstance, jointe au bas prix de ces eaux-de-vie, fait qu'on en absorbe des doses excessives, et il en résulte des accidents d'ivresse plus fréquents et plus redoutables. Ceci, sans préjudice des falsifications dont ces eaux-de-vie peuvent être l'objet et des graves conséquences qui peuvent en résulter : certains spéculateurs y ajoutent en effet soit de l'acétate de plomb, pour adoucir l'âpreté de certaines eaux-de-vie, soit de l'acide sulfurique, pour donner à d'autres un certain bouquet, soit des huiles essentielles pour en masquer le mauvais goût.

Or, tous ces corps sont des poisons violents.

Les liqueurs fortes produites par la distillation des fruits à noyau présentent aussi des dangers qu'il est bon de faire connaître. Elles contiennent les huiles essentielles provenant de la distillerie des noyaux, et qui sont des poisons très actifs. Elles renferment aussi bien souvent de l'acétate de cuivre, ou vert-de-gris, formé pendant la distillation aux dépens des parois de l'alambic. On fabrique beaucoup de kirsch avec de l'alcool de mauvaise qualité auquel on ajoute de l'eau et de l'essence de noyaux. Ce kirsch falsifié est très dangereux.

Eugène PICARD.

MAXIME

Les petites épargnes font les grosses économies.

54. — UN CORDIAL TROMPEUR

L'alcool, quand il est pris par grandes quantités, a bientôt raison des constitutions les plus robustes et des intelligences les plus droites. Les exemples ne sont pas rares de ces décadences rapides, de ces chutes aussi profondes que subites. La fréquence d'un pareil spectacle constitue même le plus grave des dangers, parce que la population s'y habitue et que la partie saine assiste indifférente à l'étalage public des dégradations les plus scandaleuses et les plus révoltantes. On professe pour les alcooliques la même indulgence que pour les fous.

Et, pourtant, ce n'est point quand il accomplit son œuvre avec cette brutalité que l'alcool est le plus redoutable. Il est surtout dangereux quand il procède par petites doses, quand il s'insinue dans les ménages à titre de cordial [1], quand il pénètre dans l'alimentation quotidienne. Presque toujours alors, l'alcool remplace insensiblement les aliments indispensables, la nourriture alibile [2]. Les doses deviennent plus fortes, et les rasades plus fréquentes. L'habitude établit son empire. A ce moment fatal, la famille est bien exposée, si déjà elle n'est totalement perdue.

Les gars que le service militaire ou le besoin de chercher fortune arrache à ce milieu, emportent souvent avec eux l'habitude invétérée. Beaucoup d'entre eux en deviennent victimes.

Claude (des Vosges).

MAXIME

Une mauvaise habitude peut coûter la fortune, la santé et la vie.

---

[1] Un *cordial* est un remède qui réconforte, qui augmente rapidement la chaleur du corps.

[2] *Alibile*, qui alimente, qui contient de la substance nutritive.

55. — COUPS DE FOUET

L'alcool agit comme excitant dans tous les organes ; il active la circulation du sang et augmente l'irritabilité des centres nerveux. Cette excitation est naturellement plus forte chez la femme, dont le système nerveux est plus impressionnable. Elle est très grande aussi dans l'enfance et dans l'adolescence. Mais là se borne l'action de l'alcool qui n'est nullement un aliment, comme on se l'imagine la plupart du temps. Tout au plus pourrait-on le considérer comme un aliment *respiratoire*, c'est-à-dire destiné à entretenir la chaleur du corps ; encore est-ce très contesté et très contestable. Mais il ne nourrit pas le corps et ne donne pas de forces.

On peut comparer son action à celle du coup de fouet, qui ne nourrit pas le cheval, mais l'excite à ramasser ses forces pour franchir un obstacle ou accélérer sa vitesse. La force mise en œuvre par l'alcool est de la force en réserve, emmagasinée dans l'organisme pour servir à ses besoins futurs. L'alcool épuise cette réserve au lieu de l'entretenir ou de l'augmenter.

« L'eau-de-vie, dit un célèbre chimiste, Liebig, par son action sur les nerfs, permet à l'ouvrier qui ne peut se procurer la quantité d'aliments nécessaires à son entretien, de réparer aux dépens de son corps la force qui lui manque, de dépenser aujourd'hui la force qui, dans l'ordre naturel des choses, ne devait s'employer que demain. C'est comme une lettre de change tirée sur sa santé et qu'il lui faut toujours renouveler, ne pouvant l'acquitter, faute de ressources. Il consomme son capital au lieu des intérêts ; de là, inévitablement, la banqueroute de son corps. »

D'où il suit que l'excitation causée par l'alcool est passagère et de peu de durée, et est suivie d'une période d'épuisement et de prostration, résultant du surcroît même d'activité auquel il a donné lieu.

Eugène Picard.

MAXIME

L'absinthe est une des boissons qui affaiblissent le plus rapidement l'intelligence. Elle est la plus active pourvoyeuse des hôpitaux et des asiles d'aliénés.

---

56. — LES ÉTAPES D'UNE VILAINE ROUTE

I

Il y a des poisons de toutes sortes, qui s'adressent directement à des parties très différentes de notre corps : le sang, les muscles, le cœur, la moelle, le cerveau... L'alcool est un poison de l'intelligence, par le fait d'une particularité curieuse : sa très grande affinité pour les substances grasses. La cervelle, qui est l'organe de l'intelligence, est composée en grande partie de matières grasses. Il en résulte que l'alcool, versé dans le sang, va s'attacher de préférence à la substance du cerveau et des autres organes de même composition ; il les irrite, les excite, les fouette tout d'abord ; puis, son action se prolongeant, il les paralyse.

Dans l'ivresse, l'affaiblissement commence par les parties du cerveau les plus délicates, celles qui servent à l'exercice de nos facultés supérieures. Nous perdons tout d'abord l'attention, le jugement, la volonté ; nous ne pouvons, quand nous sommes gris, ni suivre un raisonnement un peu compliqué, ni échapper quelquefois à des obsessions qui s'imposent obstinément à notre esprit : l'entêtement des ivrognes est proverbial.

Simultanément, nos instincts, nos passions, notre imagination sont surexcités. Il y a là un déséquilibre qui peut produire un moment d'illusion et de bonheur, mais qui constitue un état extrêmement fâcheux. Nous restons des hommes pour les passions, quand nous sommes devenus des enfants pour la raison. Il est facile de comprendre que, dans cet état, nous perdions toute mesure et toute retenue : ambitieux, fanfarons, fantasques, n'apercevant plus ni difficultés, ni obstacles, méconnaissant toute autorité et toute discipline morale ou sociale, nous nous laissons aller à nos illusions les plus extravagantes et à nos impulsions les plus désordonnées.

II

Mais ce n'est là encore qu'une phase passagère. Bientôt l'imagination, l'enthousiasme s'éteignent à leur tour : l'irritabilité, la colère et la violence succèdent aux courts moments d'expansion heureuse que l'on avait traversés.

Si l'ivresse n'est pas violente, elle est triste. Les sens de l'homme, ces fenêtres ouvertes sur le monde joyeux, sur la nature brillante, se ferment et s'obscurcissent sous l'action progressive du poison alcoolique. L'ivrogne, dont l'imagination s'était d'abord allumée, comme pour une fête intérieure, voit disparaître peu à peu les lueurs de ses sens et de son esprit; tous les flambeaux de sa joie passagère s'éteignent successivement, et, dans la nuit de son cerveau, il se retrouve face à face avec ses préoccupations habituelles. Les soucis de son existence, les amertumes de sa vie lui reviennent à l'état d'obsession pesante, sans qu'il puisse y opposer aucune diversion consolante, sans qu'il parvienne à réagir contre un chagrin aussi confus qu'accablant; il geint, il pleure, la pensée du suicide le hante quelquefois. Alors, comme il avait bu tout à l'heure pour augmenter sa joie, il boit maintenant pour échapper à la tristesse, et il y échappe en effet, par la paralysie qui survient à la fin.

Voyez cet homme aux yeux vagues, aux paupières lourdes, à la tête branlante, à la parole embarrassée, aux jambes fléchissantes; il tombera bientôt, assommé, dans un sommeil comateux [1], insensible aux coups et aux blessures, au froid et à la chaleur, mais non préservé cependant des maladies graves qu'il peut contracter dans cet état de torpeur narcotique [2].

Ainsi l'excitation légère et agréable fait rapidement place à une expansion immodérée, à laquelle succède bientôt la violence ou la tristesse et, enfin, la paralysie de la parole et des mouvements, terminée par un sommeil apoplectique [3].

Ad. Coste.

MAXIME

Rien ne vaut une claire raison. C'est par la raison que l'homme se distingue des bêtes et qu'il est le roi de la nature. C'est par la clarté de la raison que les hommes se distinguent les uns des autres. Arrière tout ce qui peut troubler la raison !

---

[1] Qu'on ne peut parvenir à secouer.
[2] Produite par une substance qui endort.
[3] Qui conduit à l'apoplexie, épanchement du sang dans le cerveau, mort foudroyante.

57. -- LE JOUR DE PAIE

Les habitudes d'ivrognerie sont telles dans plusieurs villes de fabriques, et elles entraînent une telle misère, que l'ouvrier est absolument incapable de songer à l'avenir.

Le jour de paie, on lui donne en bloc l'argent de sa semaine ou de sa quinzaine. Il n'attend pas même le lendemain : si c'est un samedi, il se jette le soir dans les cabarets; il y reste le dimanche, quelquefois le lundi. Bientôt il ne reste plus que les deux tiers ou la moitié de son salaire si péniblement gagné !

Il faudra manger, pourtant! Que deviendra la femme pendant la quinzaine qui va suivre?

Elle est là, à la porte, toute pâle et gémissante, songeant aux enfants qui ont faim.

Vers le soir, on voit stationner devant les cabarets des troupeaux de ces malheureuses qui essaient de saisir leur mari, si elles peuvent l'entraîner, et qui attendent l'ivrogne pour le soutenir, quand le cabaretier le chassera ou qu'un invincible besoin de sommeil le ramènera chez lui.

A Saint-Quentin, plusieurs de ces détaillants ont été pris pour ces femmes d'une étrange pitié; elles enduraient le froid et la pluie pendant des heures; ils leur ont fait construire une sorte de hangar devant la maison; ils y ont même mis des bancs.

La salle où les femmes viennent pleurer fait désormais partie de leur bouge !

Jules SIMON.

MAXIME

Couchez-vous sans souper, plutôt que de vous lever avec des dettes.

58. — DANS LES MÉNAGES

I

En attendant que la prison, l'hôpital, un asile d'aliénés ou le suicide ait mis l'ivrogne dans l'impossibilité de nuire, il reste le fléau de sa famille.

Et, cependant, cet homme, aujourd'hui misérable avili, hébété, était, durant les premières années de son mariage, un ouvrier honorable, courageux, rangé, économe, respectant les autres et se respectant lui-même ; il aimait son intérieur, il était l'orgueil et l'espoir de sa femme et de ses enfants.

Il a suffi, pour détruire tout ce bonheur et plonger la jeune et innocente famille dans la misère, que quelques misérables, peut-être jaloux de son bien-être, de sa félicité domestique, l'aient entraîné, détourné de ses devoirs en lui apprenant à boire.

Le voyez-vous rentrer chez lui, après avoir dépensé en orgies tout l'argent gagné pendant la semaine, ce père de famille, ivre, sale et dégoûtant, jurant et vociférant, se soutenant à peine, regardant stupidement ceux auxquels il inspire le mépris et l'horreur ; il n'a plus conscience de rien ; il est tombé au-dessous de la brute dont il ne mérite pas même de partager le sort ; aucun animal ne laisse crever ses petits de faim ; lui, la bête sans nom, a bu le pain de ses enfants ; il n'en a ni souci, ni regret.

Il entre chez lui ; sa pauvre femme pleure et autour d'elle pleurent ses malheureux enfants. Ils attendent son retour, espérant qu'au moins il rapporterait de quoi acheter un morceau de pain ; ils n'en ont pas mangé depuis la veille, et le boulanger refuse de faire encore crédit. Le misérable a les poches vides et l'estomac plein de genièvre[1]. Leurs cris de douleur et de souffrance ne touchent pas son cœur; il n'en a plus. Les larmes et les cris de ses enfants l'exaspèrent, au contraire, et il les frappe outrageusement. La mère vole à leur secours et les arrache aux mains de leur bourreau. Alors la scène devient plus épouvantable encore, l'ivrogne se rue sur sa femme comme une bête féroce, il l'accable de coups; dans sa fureur alcoolique, il brise les quelques meubles qu'il n'a pas vendus pour boire, et mère et enfants n'échappent à la mort qu'en se sauvant. Alors le monstrueux ivrogne se laisse tomber lourdement sur le lit; il ronfle et il dort pendant que ses malheureuses victimes se lamentent et pleurent dans la rue.

Voilà, entre mille autres, une des scènes ordinaires provoquées par Genièvre et C[ie][2]; mais trop souvent elles tournent au drame et finissent par d'épouvantables forfaits.

II

Il y a quelques semaines, toute la ville de Bruxelles fut mise en émoi par un affreux assassinat.

Dans un cabaret de la place du Petit-Sablon demeurait en garni toute une famille composée du père, de la mère et de sept enfants. Le mari, tailleur de son état, gagnait tout ce qu'il fallait pour l'entretenir et vivre heureux avec elle.

Malheureusement, cet homme, autrefois le meilleur des pères et des époux, s'était adonné depuis quelque temps

---

[1] *Genièvre*, baie du genevrier d'où l'on extrait de l'alcool. C'est le nom qu'on donne à l'eau-de-vie dans la Belgique et les régions avoisinantes.

[2] C'est-à-dire les différentes espèces de boissons alcooliques.

aux abus du genièvre. Il ne rentrait plus qu'ivre chez lui, où tout était devenu misère et désolation.

Un soir, il rentra, comme d'habitude, gorgé de genièvre et sans un sou dans sa poche. Sa femme lui reprocha son indigne conduite, car, depuis plusieurs jours, elle et ses enfants mouraient littéralement de faim.

L'ivrogne, en proie à une grande surexcitation alcoolique, se jeta sur sa pauvre femme et, après l'avoir rouée de coups, saisit un couteau et lui coupa la gorge.

La malheureuse femme tomba inanimée et baignée dans son sang.

Ses enfants se jetèrent sur son cadavre, le tinrent serré dans leurs bras ; tous étaient inondés du sang de leur excellente mère.

Le misérable assass' : s'était enfui.

Le lendemain, on le retira du canal, où il était allé se noyer après avoir commis son horrible crime.

En un seul jour et dans une seule famille, un meurtre, un suicide et sept orphelins, voilà l'actif de Genièvre et Cie ; et chaque jour il peut enregistrer de nouveaux drames et de nouveaux forfaits.

Henri MARTEL

59. — TROIS POINTS A RETENIR

1° *L'alcool n'est pas un aliment.* — Il ne se décompose pas dans le corps de l'homme pour fournir à tel ou tel organe des particules reconstituantes, ni même, comme on l'a prétendu, pour entretenir la chaleur interne, car il *abaisse* au contraire la température du corps. Il se retrouve en nature, dans les organes des animaux qu'on sacrifie

5*

après les avoir alcoolisés, dans les organes aussi des alcooliques qui succombent au délire aigu : un de ces malades meurt, trois jours et six heures après la cessation de tout excès de boisson ; à l'autopsie, on distille son foie et son cerveau, et l'on voit reparaître l'alcool intact.

2° *L'alcool n'est pas un désaltérant.* — Au contraire, il dessèche, il enflamme les tissus vivants, il leur soutire l'eau dont ils ont besoin d'être imprégnés : de là la soif ardente des animaux alcoolisés et des ivrognes après leurs excès ; de là aussi, les inflammations chroniques du larynx et de l'estomac (enrouements, gastrites) dont les buveurs sont coutumiers.

3° *L'alcool est un mauvais excitant.* — Parce que, dès qu'on dépasse une très faible dose, il agit comme un stupéfiant qui paralyse le cerveau et qui engendre la tristesse ou l'irritabilité.

Ad. Coste.

MAXIME

L'ivrognerie flétrit la jeunesse et la couche dans la tombe bien avant l'heure fixée par la nature.

---

60. — DES MILLIONS DE BOISSEAUX DE GRAINS

C'est dans les pays où l'usage du vin n'existe pas et dans lesquels, par suite, on fait une consommation excessive d'eau-de-vie de pommes de terre ou de grains, comme l'Angleterre et les pays scandinaves, que l'alcoolisme atteint son maximum d'intensité.

Suivant un curieux calcul, on a transformé en Angleterre, dans une seule année, 75.000.000 de boisseaux de grains, qui auraient pu fournir plus d'un milliard de pains de quatre livres.

On évaluait, il y a une dizaine d'années, le total des salaires payés par an aux ouvriers anglais à 10.450.000.000 de francs. En présence de tels salaires qui sembleraient devoir rendre le paupérisme impossible, la grande extension de la misère chez les ouvriers anglais a été expliquée par les chiffres suivants, produits au Congrès international de Paris, en 1878.

Pendant les quatre années 1866 à 1869, ces mêmes ouvriers ont dépensé, en boissons fortes, une somme de 11.370.000.000 de francs, soit annuellement près de trois milliards, ou à peu près le quart des salaires reçus par eux.

Ces faits justifient pleinement l'assertion de M. Bruce, disant au Parlement anglais :

« L'ivrognerie n'est pas un des grands maux de la société ; elle est positivement le plus grand des maux. »

61. — LES ESQUIMAUX

Le Dr John Rae, ancien chirurgien de marine, qui a longtemps navigué dans la baie d'Hudson, écrit :

« On croyait généralement que l'usage de boissons alcooliques était bienfaisant, sinon nécessaire, dans les pays froids : mais les Esquimaux, qui sont exposés au froid le plus vif, conservent parfaitement la santé sans recourir aux spiritueux.

« Pendant un séjour de vingt ans dans le Nord, dont

cinq dans les régions arctiques, je ne me suis jamais servi de spiritueux et je n'en donnais jamais aux hommes que j'accompagnais; et cela, parce que je savais, par expérience, que les spiritueux sont nuisibles, surtout dans les pays froids.

« Il en est tout autrement du thé et du café, dont l'action est toujours bienfaisante. »

MAXIME

Un verre d'eau coûte moins cher et fait plus de bien qu'un verre d'eau-de-vie.

62. — SIX CENTS MÉDECINS HOLLANDAIS

Les soussignés, professeurs aux Facultés de médecine d'Amsterdam, de Leyde, de Groningue et d'Utrecht, désireux de réagir dans la mesure de leur force contre un préjugé populaire et d'aider aux efforts de la Société néerlandaise [1] contre les spiritueux, ont formulé la déclaration suivante :

1° L'usage, même modéré, de boissons spiritueuses, est toujours nuisible. L'alcool ne favorise pas la digestion : au contraire, il lui fait obstacle. L'alcool peut provoquer momentanément le sentiment de la faim, mais non augmenter les forces digestives. Nous ajouterons que quantité d'affections de l'estomac auxquelles on attribue vingt motifs divers, n'ont d'autre cause que l'usage habituel des liqueurs alcooliques;

[1] Des Pays-Bas de Hollande.

2° Cette opinion populaire est également fausse, que les spiritueux sont des stimulants nécessaires ou sans danger par les grands froids ou les chaleurs, chez les individus fournissant un travail musculaire considérable, chez ceux qui s'exposent à un air humide, chez les ouvriers qui travaillent dans l'eau ou dans les marais, chez ceux dont la nourriture est insuffisante. Ces préjugés sont non seulement contraires à l'expérience, mais il est constant [1] que l'usage habituel des boissons alcooliques a précisément des effets opposés à ceux que l'opinion populaire leur attribue;

3° Dans toutes les maladies et surtout dans celles à évolution rapide (fièvres, choléra), ceux qui font usage habituel de liqueurs fortes offrent le moins de chances de résistance;

4° Pour toutes ces raisons, les spiritueux sont, non seulement indignes de figurer comme boisson populaire, mais encore ils sont, à notre sens, les plus redoutables agents destructifs de la prospérité et du développement moral et matériel des masses.

(Suivent les signatures de dix professeurs de médecine. — Cinq cent quatre-vingt-dix médecins hollandais, dont beaucoup de vieux praticiens, se sont successivement ralliés à cette déclaration la plupart l'appuyant de faits et d'exemples tirés de leur expérience personnelle.)

MAXIME

On répare une maison qui tombe. On ne répare pas une santé ruinée.

---

[1] Certain, incontestable.

63. — LES BUVEURS D'ABSINTHE

I

Les désordres caractéristiques de la sensibilité chez les *buveurs d'absinthe* consistent en des sensations douloureuses de fourmillements, de picotements et d'élancements, qui se produisent surtout le soir, sous l'influence de la chaleur du lit, et ont pour siège les extrémités des membres inférieurs et le voisinage des articulations.

Ces désordres, assez intenses dans certains cas pour arracher des plaintes et même des cris aux patients et leur enlever tout repos, sont quelquefois suivis, principalement chez les jeunes femmes, de névrites [1] avec paralysie des nerfs des membres, de ceux surtout qui se distribuent aux muscles extenseurs [2], et même d'autres nerfs, particulièrement les nerfs optiques et pneumogastriques [3].

Ces paralysies, toujours plus accentuées aux membres inférieurs qu'aux membres supérieurs, commencent aux extrémités, pour s'étendre ensuite vers le tronc; elles sont absolument symétriques, et, lorsqu'elles n'affectent que les membres, elles disparaissent habituellement en partie, sinon en totalité, après une ou plusieurs années. Or, ces désordres ne se rencontrant ni chez les buveurs d'alcool, ni chez les buveurs de vin, sont manifestement l'effet des huiles essentielles qui servent à la confection des *amers* et des *apéritifs*.

Ce sont autant de réactions de l'organisme vivant, déterminées par la boisson [4]. Ces réactions, aussi cons-

---

[1] Inflammation des nerfs.

[2] Muscles qui servent à étendre les membres.

[3] Nerfs *optiques*, qui servent à la vue ; *pneumogastriques*, qui correspondent aux poumons et à l'estomac.

[4] C'est-à-dire que le corps réagit contre l'action de la boisson en provoquant des désordres dans les organes atteints.

tantes que celles qui résultent, en chimie et en physique,
de l'action de deux corps l'un sur l'autre, ne permettent
p as au praticien de se tromper dans son diagnostic [1].

II

Les facultés mentales sont moins fréquemment trou-
blées qu'on ne le croit généralement, et, si le buveur de
vin et d'alcool est exposé au délire aigu, le buveur de
boissons avec essences tombe plutôt dans la démence
et dans l'abrutissement.

Tous ces désordres, effets directs de l'abus des boissons alcooliques, ne sont pas les plus redoutables ; il en
est d'autres plus effrayants encore, car ils se terminent
presque fatalement par la mort : je veux parler de ceux
que fait naître la tuberculose [2].

Sans nier que la tuberculose soit le résultat de l'action
d'un microbe particulier sur l'économie vivante, je suis
de plus en plus convaincu que cette action, semblable à
celle d'autres agents, ne s'exerce jamais que sur un
organisme prédisposé. Or, aucune circonstance n'est
plus apte à favoriser cette prédisposition que les excès
de boissons, ceux surtout de boissons avec essences,
du moins si j'en juge d'après les nombreuses observa-
tions que je possède sur la matière. Déjà, au siècle
dernier, quelques praticiens avaient observé que la
phtisie, dans les campagnes, se rencontrait plus particulièrement chez les individus adonnés à des excès de
boissons.   Dr LANCEREAUX.

MAXIME

*L'homme sobre, travailleur et économe, est le
maître de sa destinée. Les paresseux et les ivrognes
sont le jouet de leurs passions et courent à la ruine.*

---

[1] *Diagnostic*, l'art de reconnaître une maladie.
[2] C'est la phtisie.

64. — SI L'ON VEUT TUER SON CHIEN

De savants médecins[1] ont établi, au moyen d'expériences nombreuses pratiquées sur les animaux, que tous les alcools sont des substances toxiques. Ils ont mesuré, d'après le poids du corps de l'animal, la dose qui suffit pour lui donner la mort. Il faut, par kilogramme de son poids, $7^{gr},75$ d'alcool éthylique, $3^{gr},75$ d'alcool propylique, $1^{gr},85$ d'alcool butylique, etc.

Les alcools sont plus ou moins toxiques selon la nature des substances d'où ils sont extraits par la fermentation et la distillation. L'alcool de grains, l'alcool de mélasse de betteraves, l'alcool de pommes de terre, les plus fréquents de ceux qui se trouvent dans le commerce, sont extrêmement dangereux. Quelques grammes de ces alcools suffisent à amener la mort d'un chien dans l'espace de vingt-quatre à trente-six heures. On devine par là quels ravages ces alcools doivent amener peu à peu dans le corps de l'homme quand il a pris l'habitude d'en boire régulièrement.

Ce qu'on appelle esprit-de-vin, eau-de-vie ordinaire, eau-de-vie de cidre, etc., c'est-à-dire de l'alcool étendu de plus ou moins d'eau, produit des effets semblables à ceux de l'alcool pur, mais avec moins de rapidité. La mort n'est pas foudroyante, elle est progressive. Chaque fois qu'un buveur absorbe au cabaret un petit verre d'eau-de-vie, soi-disant pour se donner du cœur, pour prendre des forces, c'est du poison qu'il prend, c'est la mort qu'il se donne, à petites doses, il est vrai ; mais la répétition de ces petites doses ne manquera pas de produire son effet fatal.

---

[1] MM. Dujardin-Beaumetz et Audigé.

Si l'on veut tuer son chien, il n'y a qu'à lui inoculer de l'alcool ; quelques grammes feront l'affaire. Si l'on veut se tuer soi-même, on n'a qu'à se livrer à l'habitude de boire. Vins frelatés, eaux-de-vie ou liqueurs, c'est tout un. L'alcool est toujours là, dans la bouteille ; il guette sa victime, et il ne la manque pas.

MAXIME

L'alcool ne nourrit pas plus que le chloroforme, l'éther ou la morphine.

65. — LETTRE D'UN MANUFACTURIER

Monsieur,

Je me rendais à Cherbourg, il y a trois ans, par un train express. Tout à coup, en rase campagne, le train s'arrêta. En proie à une hallucination alcoolique, le mécanicien montrait du doigt un château imaginaire qui barrait, disait-il, le passage à sa machine. Rien ne put l'arracher à cette vision.

J'ai appris que des faits de même nature, plus graves encore, se sont produits sur le réseau de l'Ouest.

Un jour, c'est un chauffeur qui, pendant un stationnement à Bolbec-Nointot, profite du moment où son mécanicien s'éloigne pour quelques minutes, ouvre le régulateur et lance le train à toute vitesse. C'était un train de marchandises. Il ne s'arrêta que près d'Yvetot, quand la machine, faute d'alimentation, se fut détraquée sous les yeux du chauffeur stupide, hagard, secoué par un accès de *delirium tremens*.

Un autre jour, c'est un mécanicien qui, subitement

atteint du délire alcoolique, en pleine gare du Havre, emmène son train malgré tous les signaux, le promène au hasard, traverse les gares et change de section sans s'arrêter, jusqu'à ce que les agents se rendent enfin maîtres de lui à Montivilliers, après une fugue à Harfleur.

Il y a une dizaine d'années, à Reims, une malheureuse femme, mère de trois enfants, alcoolique par hérédité, travaillait dans un atelier placé sous ma direction. Un jour, elle conduisit ses trois pauvres petits à la rivière. L'eau se referma sur les cadavres de quatre victimes de la dipsomanie[1].

Le mois dernier, pendant une excursion à Gérardmer, j'ai assisté dans la commune de X..., à un spectacle étrange. C'était un enterrement. Des gens ivres suivaient le cercueil d'une femme qui s'était jetée à l'eau la veille, tenant entre ses bras une petite fille de dix mois. Elle avait laissé quatre autres enfants à la maison, et elle en attendait un sixième. J'appris que le baptême de la petite noyée de dix mois avait été suivi par une orgie indescriptible, à la suite de laquelle la mère avait été poussée par l'eau-de-vie à se détruire.

Les alcooliques, dans nos montagnes, sont presque invinciblement poussés à se pendre. Beaucoup de suicides par pendaison sont tenus secrets, surtout quand les victimes sont des femmes.

On signale des communes dans lesquelles la mortalité produite par l'alcoolisme est effrayante.

Tels sont, Monsieur, les faits sur lesquels j'ai cru devoir appeler votre attention.

Veuillez agréer l'assurance de mes sentiments bien dévoués.   N.

---

[1] On appelle *dipsomanie* la passion irrésistible de boire.

66. — L'ABSINTHE

(La meilleure manière de la prendre)

SONNET

Versez avec lenteur l'absinthe dans le verre,
Deux doigts, pas davantage ; ensuite saisissez
Une carafe d'eau bien fraîche, puis versez,
Versez tout doucement d'une main bien légère.

Que petit à petit votre main accélère
La verte infusion ; puis augmentez, pressez
Le volume de l'eau, la main haute, et cessez
Quand vous aurez jugé la liqueur assez claire.

Laissez-la reposer une minute encor,
Couvez-la du regard, comme on couve un trésor ;
Aspirez son parfum qui donne le bien-être.

Enfin, pour couronner tant de soins inouïs,
Bien délicatement prenez le verre, — et puis,
Lancez, sans hésiter, le tout par la fenêtre !

L. DE SAINT-LEU.

MAXIME

Le bien par excellence, c'est un esprit sain dans un corps sain.

67. — CELA NE ME REGARDE PAS

Une Société de Tempérance qui se formait à Saint-Louis (États-Unis d'Amérique) s'adressa à M. Joyce, riche propriétaire des environs, lui demandant sa coopération pour cette œuvre dont le but spécial était de mettre un frein aux progrès de l'alcoolisme. Il refusa et, comme on insistait, il répliqua sèchement : « Cela ne me regarde pas. »

Quelques jours après, il se rendait à la station du chemin de fer la plus proche de son domaine, pour aller à la rencontre de sa femme et de ses deux filles qui devaient rentrer d'une excursion. Entraîné rapidement par ses chevaux fringants, richement harnachés, il se livrait à des réflexions sur la prospérité de ses affaires et pensait à une brillante entreprise projetée, lorsque, au moment où sa voiture s'arrêtait, les mots de déraillement et de collision attirèrent son attention.

« Un accident aurait-il eu lieu? » Mais il part des trains de Saint-Louis dans vingt-cinq directions différentes ; il lui semblait peu probable que ce fût la ligne du Mississipi, celle qu'avaient prise sa femme et ses filles. Et pourtant M. Joyce était inquiet. Cette fois-ci « cela le regardait ».

Les chevaux s'arrêtent ; il se précipite vers le quai et apprend qu'un grave accident est arrivé sur la ligne, à 30 milles de la petite gare. Il télégraphie à Saint-Louis : « 2.000 francs pour une locomotive extra ! » Réponse : « Non. »

« 4.000 francs pour une locomotive. »

— Réponse : il est déjà parti un train emmenant sur le lieu du sinistre des médecins et des infirmiers, il n'y a plus de locomotives disponibles. »

Pâle, le cœur angoissé, M. Joyce arpente le quai avec

agitation. Une demi-heure s'écoule ; pour lui, c'est un siècle. Enfin, le train arrive ; dans le wagon de marchandises transformé en ambulance, le malheureux M. Joyce trouve les restes inanimés et mutilés de sa femme et d'une de ses filles, et dans un autre wagon est couchée sa seconde fille, les côtes brisées et dans un état désespéré.

Jugez si, cette fois-ci, cela le regardait.

Et quelle était la cause de cette catastrophe ?

Quelques verres d'eau-de-vie de trop, pris par un employé du chemin de fer. — Qui peut dire que la question de la tempérance ne le regarde pas ?

Et n'en est-il pas de même pour toutes les questions sociales qui intéressent la moralité, la justice, l'honneur, la paix au foyer domestique comme au sein de la patrie ? Ne sommes-nous pas tous solidaires les uns des autres ?

MAXIME

Vivre à la ville, s'il le faut ; vivre à la campagne, si l'on peut. Et, ici ou là, vivre sobrement.

---

68. — GENIÈVRE ET Cie
A L'HOPITAL DE LA MAISON DE FORCE

I

Cette vaste salle, où vous voyez une cinquantaine de lits alignés autour des murs, me rappelle des souvenirs inoubliables.

En 1838, alors que cette prison ne renfermait que des condamnés aux travaux forcés, je visitai cette même salle d'infirmerie ; tous les lits étaient occupés ; la Maison de force avait alors une population d'environ douze cents détenus.

Lentement, j'allai de l'un à l'autre lit, interrogeant ceux des malades auxquels leur état permettait de parler. Presque tous avouaient que l'excès des boissons spiritueuses les avait conduits au crime.

A vrai dire, je croyais qu'ils ne disaient pas la vérité et qu'ils cherchaient à excuser leurs forfaits. Je me trompais ; la sincérité de ce qu'ils disaient me fut confirmée par les fonctionnaires et par les registres de la prison.

Je vois encore étendu sur son lit de souffrances un homme de trente-cinq à quarante ans, condamné à perpétuité pour assassinat. Il y avait environ dix ans qu'il était à la Maison de force. C'était, à l'époque de son arrestation, un riche fermier. Il était sur le point de se marier avec une jeune fille de vingt et un ans, appartenant à une des plus honorables familles des environs. Pendant la kermesse de son village, il s'était rendu, avec sa fiancée, au bal qu'on donnait dans le principal cabaret de l'endroit.

Le jeune fermier, qui n'avait nullement l'habitude de boire avec excès, avait bu, ce jour-là, une énorme quantité de genièvre [1], et bientôt il se trouva dans une grande surexcitation alcoolique.

II

En quittant le bal, il fit des reproches à sa fiancée, parce qu'elle avait dansé avec d'autres que lui. Elle répondit fort justement qu'il n'était guère en état de danser

---

[1] Nous rappelons que *genièvre* est le nom sous lequel on désigne l'eau-de-vie dans certaines contrées du Nord.

et que les tournoiements de la danse l'auraient enivré encore davantage.

Ces quelques paroles suffirent, le genièvre aidant, pour le mettre dans une violente colère. Il entraîna la jeune fille dans un endroit écarté et lui porta dans la poitrine un coup de couteau qui lui traversa le cœur.

L'infortunée tomba morte, baignée dans son sang.

Comme il arrive ordinairement chez les gens ivres, la vue du sang rendit le misérable plus furieux encore. Il déchire les vêtements de sa victime, plonge et replonge son couteau dans sa poitrine, qu'il ouvre largement, en arrache le cœur et le déchire avec les dents.

O Dieu ! quel épouvantable tableau et de quels horribles forfaits le genièvre ne rend-il pas un homme capable !

Arrêté le soir même du crime, le meurtrier fut condamné quelque temps après aux travaux forcés à perpétuité.

Voilà un des crimes affreux, avec son effrayante sauvagerie, dû au genièvre mille fois maudit.

J'ai vu ce malheureux étendu là, sur son lit de douleur ; l'angoisse et le remords étaient peints sur son visage pâle et décharné ; il jetait autour de lui des regards tremblants et pleins d'effroi, comme s'il eût vu voltiger autour de son chevet l'ombre sanglante de son innocente victime.

Vous m'écoutez, saisis d'horreur, et vous vous demandez s'il est possible que la boisson puisse pousser un être humain à de pareilles monstruosités.

Ah ! quelque épouvantable que soit ce que je viens de vous raconter, ce n'est rien en comparaison de ce que vous allez entendre.

III

Dans cette même salle et à quelques pas du lit dont nous venons de parler, gisait sur sa couche un homme à peu près du même âge, la figure jaunâtre et amaigrie, les yeux presque éteints et profondément enfoncés dans leurs orbites, respirant avec une grande difficulté. Il avait la poitrine découverte, sur laquelle on avait appliqué des ventouses scarifiées, afin de faciliter sa respiration.

Le fonctionnaire qui m'accompagnait m'arrêta à quelque distance de son lit et me raconta brièvement son horrible histoire.

Il avait exercé autrefois la profession de commis-voyageur; mais son inconduite, et surtout les excès de boissons auxquels il se livrait, l'avaient fait éconduire partout. Finalement, il était tombé à la charge de son vieux père, vénérable vieillard de soixante-quinze ans et qui vivait d'une modeste pension de capitaine d'infanterie. Un soir, étant rentré ivre, selon son habitude, ce fils fainéant et débauché avait demandé de l'argent à son père pour aller boire encore. Celui-ci refusa de lui en donner. Alors, le misérable, sous l'empire des fureurs du genièvre, se jeta sur son vieux père, le terrassa et l'étrangla.

Pour faire croire à un suicide, le monstre pendit son vénérable père!

Il vola le peu d'argent que celui-ci avait économisé, et le lendemain on le trouva ivre dans un cabaret où il fut arrêté.

Condamné aux travaux forcés jusqu'à la fin de sa vie, il n'y avait qu'un an qu'il se trouvait à la Maison de force et déjà il était à toute extrémité; le désespoir et le remords avaient accompli leur œuvre.

IV

Pendant ma conversation avec le fonctionnaire de la prison, tout à coup le malade en question jeta un cri aigu. Un des verres à ventouses s'était détaché et un peu de sang coulait sur sa poitrine.

Cet homme, ou plutôt ce monstre, qui avait étranglé et pendu son vieux père, avait peur de quelques gouttes de son propre sang !

Nous approchâmes de son lit, l'infirmier ne se trouvant pas dans la salle. Je pris l'éponge qui trempait dans un bassin d'eau tiède placé sur une chaise à côté du lit. Tout en lavant sa poitrine, je lui dis quelques mots pour calmer sa frayeur.

« Un peu de courage, lui dis-je, vous voyez qu'on a pitié de vous. La justice elle-même a été indulgente, et c'est un bonheur pour vous qu'elle ne vous ait pas condamné à mort. »

« Un bonheur ! siffla sa voix presque éteinte, un bon-
« heur ! Vous ne savez pas ce que je souffre. Mieux va-
« lait être condamné à mort ! Chaque jour, chaque nuit,
« partout, je vois le cadavre de mon père, et cent fois je
« meurs sur l'échafaud ! »

Sa tête retomba lourdement sur son traversin ; une sueur froide envahit son front ; le râle était déjà dans sa gorge ; l'agonie commença — je me trompe, l'agonie terrible et vengeresse avait commencé le jour même de son crime. — Bientôt la mort survint et, sous nos yeux épouvantés, livra son âme à la justice de Dieu.

V

L'excès de consommation du poison qu'on appelle l'alcool — car c'est un poison plus ou moins lent suivant les constitutions et suivant les abus — a tué plus d'hommes que toutes les guerres, toutes les inondations, tous les tremblements de terre, toutes les catastrophes, toutes les maladies contagieuses, pestilentielles et autres qui, depuis le commencement du monde, ont ravagé le genre humain.

Les premiers effets de ce poison perfide sont : la diminution de l'appétit, le tremblement des mains, l'hésitation de la langue le matin, et bientôt le bégaiement. Plus tard, les phénomènes nerveux s'aggravent ; ce sont des fourmillements, de la titubation, des vertiges, de l'hébétement et quelquefois des hallucinations. En même temps, le dégoût pour les aliments s'accentue, et l'on ne tarde pas à voir survenir l'amaigrissement, l'état nerveux de la peau, des secousses convulsives des membres et même des attaques épileptiques. Enfin, arrive la mort précédée de l'hydropisie générale.

Telle est la marche ordinaire des affections engendrées par l'abus des spiritueux.

Mais nombreuses sont les maladies spéciales, par lesquelles l'eau-de-vie tue sans pitié les malheureux qui la consomment avec une avidité que certainement son goût est loin d'excuser.

Henri MARTEL.

MAXIME

Ce qu'il y a de fatal pour la société, c'est que la dégradation physique et intellectuelle des ivrognes se transmet en partie à leurs enfants.

69. — UN CERCLE OUVRIER EN ANGLETERRE

Une grande salle commune, dominée parfois par une galerie à gradins, afin de pouvoir loger, dans les grandes circonstances, un plus grand nombre d'auditeurs. Dans la salle, des tables et des sièges. Le local est ouvert tous les soirs. L'ouvrier y vient fréquemment accompagné de sa femme. On y boit des boissons non alcooliques. Il y a les journaux locaux ; toutes sortes de jeux s'y rencontrent, depuis les échecs jusqu'aux cartes, mais les jeux sont réglementés et les jeux de hasard sont interdits, ou l'enjeu est très limité.

Un coin de la salle est occupé par un guichet de caisse d'épargne ouvert le samedi de deux heures à minuit.

Le préposé au guichet se charge aussi des assurances ouvrières, aujourd'hui si répandues dans le Royaume-Uni.

Le samedi, la salle commune est transformée en salle de concert et de conférences ; c'est une section d'harmonie, une société chorale qui se chargent du divertissement.

Les conférences abordent rarement des questions de politique. Ce sont des questions de métier, relation des ouvriers et des patrons, durée des heures de travail, travail des enfants, temps à donner à l'apprentissage, ou bien fondation de caisses de secours mutuels qui font le thème ordinaire.

A côté de la grande salle commune, il y a toujours une salle de lecture où se trouvent des revues, des journaux illustrés, des romans et des livres de piété, une bibliothèque de récits de voyages et de manuels techniques.

Enfin, il y a un grand local où se réunissent les *Bands*

of hope, c'est-à-dire les enfants du quartier affiliés aux ligues de tempérance.

Le cercle est le palais de l'ouvrier. Il a là son luxe, son confort et sa joie, en un vaste local propre, bien éclairé, bien chauffé. Chaque agglomération tient à honneur d'avoir le cercle le mieux entretenu, le plus paré, le plus joyeux.

CAUDERLIER.

MAXIME

Éloignez le fumier de la porte de vos habitations, l'alcool de vos lèvres, la fraude de vos mains.

---

70. — HISTOIRE DU GRAND DODICHE

I

Dans les Vosges, comme partout, l'alcoolisme a ses histoires de démence, de violence et de sang. En 18.., une belle jeune fille descendait, avec son père et son frère, des hauteurs du Rothenbach. La mère, vosgienne de naissance, était morte en Alsace. Comme un malheur n'arrive jamais seul, un incendie avait dévoré la plus belle partie du bien de l'honnête famille.

Les trois survivants, après bien des regrets, bien des larmes et bien des visites à la tombe de la chère morte, s'étaient décidés à venir exploiter une ferme située dans la montagne, sur le territoire de la commune de X... Entre leurs mains honnêtes et laborieuses, la prospérité de la ferme se développa rapidement.

Non seulement Salomé était charmante, mais elle devenait une ménagère accomplie; elle se vit bientôt·

recherchée par les meilleurs partis. Sans invoquer de faux prétextes et sans recourir aux détours habituels, la jeune fille repoussa doucement, mais fermement, toutes les avances.

Son frère Jacques, qui l'adorait, la gourmandait, en riant, sur ce chapitre délicat. Il ne manquait aucune occasion de plaider la cause de son ami Jean Walroff, le fils d'un des plus riches marcaires[1] du canton. Salomé avouait gaiement que, si elle avait à faire un choix, son goût ressemblerait fort à celui de son bien-aimé frère.

— Seulement, ajoutait-elle, Jean Walroff avait un grand défaut. Il s'enivrait quelquefois...

— Comme les autres, s'écriait Jacques.

— Oui, reprenait Salomé, comme les autres, et, pour être juste, je dirai même, moins souvent que les autres.

— Il a promis, essayait encore Jacques, de ne plus tremper ses lèvres dans un verre d'eau-de-vie.

— Eh bien, concluait Salomé, nous verrons si cette promesse sera tenue.

II

Les choses en étaient là, quand vint le rude hiver de 18... La neige obstrua pendant plusieurs semaines toutes les communications. Sous l'épais tapis blanc, les plis du terrain disparurent; les bruits de la vallée s'assourdirent; le silence de la nature ne fut plus interrompu que par le croassement des corbeaux affamés.

Pendant ces sombres jours d'hiver, la vie des fermes ensevelies sous la neige devient plus concentrée, plus intense et souvent aussi plus joyeuse.

---

[1] On appelle *marcairie*, dans les Vosges, une chaumière où se fabriquent les fromages cuits. Un marcaire est un propriétaire de marcairies, un fabricant de fromages.

On se réunit tantôt chez l'un, tantôt chez l'autre, pour filer la quenouille à la même lampe, pour passer ensemble les longues soirées. Par les sentiers que les garçons ont habilement frayés avant la nuit, on se dirige, torche ou falot [1] à la main, vers la maison où se donne la veillée. Ceux d'en bas suivent des yeux ces lumières errantes, semblables à de grandes lucioles [2] ou à des étoiles follement égarées dans les campagnes.

Ce soir-là, un samedi, la mère de Jean Walroff avait invité à la veillée les jeunes marcaires du voisinage. Jacques et Salomé arrivèrent des premiers, sachant bien qu'ils n'étaient pas des moins désirés.

La veillée commença de bonne heure.

Les rouets furent rangés en cercle au milieu du grand poêle [3], autour de la lampe fièrement campée sur une vieille baratte [4]. Les garçons se tenaient derrière les jeunes filles, chacun cherchant à se rapprocher de sa préférée.

Jean Walroff avait joué de malheur. Les devoirs de fils de maison l'avaient mis en retard, et, pendant qu'il préparait le vin, le jambon, les saucisses, les gâteaux, les fruits, un autre avait pris, auprès de Salomé, la place qu'il convoitait. Lorsqu'il entra dans le poêle, il promena tout autour de la veillée des yeux si naïvement inquiets que chacun se mit à rire, de ce bon rire sympathique, qui est un encouragement pour les timides. Salomé devint toute rouge, et son embarras ne fit qu'augmenter la joie générale.

La belle enfant, malgré elle, rayonnait de l'éclat de

---

[1] Lanterne.

[2] Vers luisants.

[3] La chambre où se trouve le grand poêle de faïence qui chauffe la maison.

[4] Tonnelet à battre le beurre.

ses vingt ans. Chacun comprit que la soirée ne se terminerait point sans qu'un mot suprême eût été échangé entre les deux jeunes gens.

III

Au dehors, les brouillards avaient été balayés par un coup de bise. Le firmament était parsemé de myriades d'étoiles. La lune commençait à briller. La neige durcie renvoyait maintenant les sons avec une extrême netteté, et les moindres rumeurs du village montaient jusqu'à la ferme. De temps en temps, le strident *tiouhihi* d'un montagnard remplissait la vallée de ses notes aiguës et prolongées.

Cependant la mère de Jean Walroff n'était pas restée inactive. A la lueur d'un beau feu clair soigneusement entretenu dans la grande cheminée, elle disposait toutes choses à la cuisine pour un joyeux *recinon* (deuxième cène, deuxième souper). Sous prétexte qu'elle avait besoin d'aide, elle avait appelé le frère de Salomé. Mais, au fond, la digne femme n'avait d'autre dessein que d'interroger Jacques sur les dispositions de la jeune fille.

Tout à coup, un *tiouhihi* plus perçant que les autres éclata sous les fenêtres de la ferme et fit tressauter la jeunesse dans le grand poële, comme eût fait un coup de pistolet inattendu. Puis, sans aucune hésitation, tous partirent d'un grand éclat de rire, en montagnards habitués à ces sortes de surprises. Salomé seule ne rit point ; elle fut prise de frissons et resta sous le coup d'une vague terreur. Dans le brouhaha général, cela ne fut pas remarqué.

— Vrai ! s'écria l'un des jeunes gens, il n'y a que le grand Dodiche pour lancer un pareil *tiouhihi*. Je parie qu'il va frapper à la porte de la ferme.

A ces mots, l'étrange malaise de Salomé redoubla ; Jean Walroff pâlit légèrement.

Le grand Dodiche, fils d'un riche propriétaire du village, était un assez mauvais sujet, querelleur, grossier, grand coureur de fêtes, grand buveur de petits verres. Il avait tout d'abord poursuivi Salomé de ses inconvenantes déclarations. Mais, bientôt séduit par tant de grâce, de douceur et de charme, il lui avait, un beau jour, fait demander sa main. Il ne soupçonnait pas qu'un refus pût lui être opposé, à lui le plus riche gars des environs. Jacques cependant, en lui portant la réponse de sa sœur, n'avait laissé à ce coq de village aucun espoir.

Depuis-ce jour, Dodiche se querellait et s'enivrait plus souvent.

C'était bien lui qui avait lancé le *tiouhihi* à quelques pas de la ferme, et presque aussitôt il avait frappé à la fenêtre du grand poêle en demandant Jean Walroff.

— Ne sortez pas, murmurèrent avec une sorte d'angoisse tous les jeunes gens.

— Et pourquoi donc ne sortirais-je pas ? fit le jeune homme.

Il se leva, en jetant un long regard sur Salomé, pâle comme une morte.

IV

De la cuisine, cependant, le frère de Salomé avait tout entendu, le *tiouhihi*, l'invitation à sortir, cet étrange et sauvage défi, auquel un montagnard Vosgien a toujours répondu. Pressentant quelque danger, il s'élança vivement au dehors, précédant Jean Walroff de quelques pas.

Mais à peine le brave Jacques avait-il franchi le seuil de la ferme, qu'un coup de barre de fer lui fendit le crâne, et l'étendit sanglant, dans la neige aussitôt rougie, aux pieds du grand Dodiche.

Ce drame s'accomplit avec une rapidité fatale. Le lugubre tableau qui le terminait se trouvait éclairé par les flots de lumière que projetait, à travers la porte ouverte, le feu si bien entretenu de la grande cheminée.

Jean Walroff poussa un cri terrible, et, sans songer au danger qu'il pouvait courir lui-même, il se jeta sur le corps de son ami, qu'il entoura de ses bras, comme pour le protéger contre de nouveaux coups.

Mais Dodiche avait rejeté loin de lui la barre de fer. Il restait là, cloué au sol, les yeux hagards sortant de leur orbite et fixés sur sa victime. Sa figure s'était convulsée d'une façon hideuse ; ses cheveux se dressaient sur sa tête. Quand les jeunes gens accoururent, ils le trouvèrent vacillant sur ses jambes, tremblant de tout son corps, bégayant et balbutiant dans un horrible hoquet :

— Quel malheur ! ce n'était pas Jean Walroff.

On essaya vainement d'éloigner Salomé. Elle aida elle-même à transporter son frère à la cuisine, à l'étendre sur un matelas devant le grand feu. Puis, sans dire un mot, pâle et plus froide que l'agonisant, elle se mit à genoux près de lui, attira doucement sa tête, qu'elle lava avec un peu d'eau de sel.

V

Après un instant qui parut un siècle, le jeune homme ouvrit les yeux et jeta sur sa sœur un regard indéfinissable, mêlé de tendresse et de regrets. Comme elle se penchait pour le baiser au front :

— Écoute, lui dit-il d'une voix faible, à peine distincte, le père se fait vieux. Tu as besoin d'un protecteur. Épouse Jean Walroff ; c'est le plus brave garçon de la vallée.

Salomé, cette fois, laissa couler des larmes, et se penchant à l'oreille du moribond :

— Non, dit-elle, je ne me marierai jamais. Ces buveurs d'eau-de-vie me font horreur.

Jacques voulut répondre. Mais ses yeux se voilèrent ; une sueur froide inonda son visage. L'agonie ne fut pas longue. Un jeune marcaire récita tout haut les prières d'usage, auxquelles se mêlèrent les sanglots étouffés de l'assistance. L'âme du jeune Alsacien s'exhala dans les baisers de la plus belle, de la plus pure et de la plus chaste des sœurs.

Salomé tint parole. Elle dirigea la ferme et consola son vieux père. Jean Walroff ne put vaincre ses résistances. Il essaya de se distraire en contractant, l'année suivante, un mariage qui ne fut pas heureux. Sa femme buvait de l'eau-de-vie en cachette, il en but aussi.

Le grand Dodiche, devant la cour d'assises, ne se défendit pas. Son avocat voulut présenter le meurtre de Jacques comme l'issue fatale d'une sorte de duel sauvage, comme la conséquence d'un de ces défis, qui n'étaient autrefois que trop fréquents dans les montagnes des Vosges.

Mais Dodiche ne le laissa pas continuer ; il déclara que, poussé par la jalousie, et sous l'empire du délire alcoolique, il avait tué Jacques, croyant assommer Jean Walroff. Les jurés lui tinrent compte de ces aveux en lui accordant le bénéfice des circonstances atténuantes.

Dodiche est mort au bagne il y a quelques années.

CLAUDE (des Vosges).

71. — LES SOCIÉTÉS DE TEMPÉRANCE

Pour combattre le fléau de l'ivrognerie, il s'est fondé, dans les divers pays civilisés, des sociétés de tempérance. Créées en Amérique, ces sociétés se sont bientôt étendues à l'Angleterre, à la Suède, la Norvège, le Danemark, la Hollande, la Suisse et la France. Les principales sont l'Ordre indépendant des bons Templiers, qui compte des centaines de milliers d'adhérents, la Société de la Croix-Bleue, la Société française de Tempérance, les Ligues patriotiques Belge et Suisse contre l'alcoolisme.

Les écoliers et les étudiants n'ont pas voulu rester en arrière. Les Anglais ont établi une vaste société qui se recrute uniquement dans les écoles; elle s'appelle « Union des Troupes de l'Espérance ». Les enfants sont en effet l'espérance du pays; s'ils sont tempérants, s'ils s'abstiennent avec persistance de l'usage des liqueurs fortes, l'avenir est sauvé. La Société de l'Union des Troupes de l'Espérance publie un grand nombre d'ouvrages, des revues, des journaux, des brochures, des tableaux et des images qui ont pour but de montrer les effets funestes des boissons spiritueuses. Le nombre des jeunes adhérents dépasse deux millions.

La Belgique vient d'instituer des *Cercles scolaires de tempérance*. Il {en existe déjà un millier dans ce petit royaume. Les jeunes Belges qui veulent adhérer à ces cercles prennent l'engagement suivant: « Je promets sur l'honneur de m'abstenir jusqu'à l'âge de vingt ans de toute liqueur forte, et de ne faire qu'un usage modéré de bière et de vin. »

Voilà déjà quelques années que cette institution subsiste, et ces engagements, pris sur l'honneur par de jeunes enfants, ont été fidèlement tenus. Ils comprennent que le meilleur moyen de faire l'homme, ce n'est pas de fumer et de boire, c'est de tenir sa parole, de montrer de la volonté, de faire preuve qu'on a de la fermeté de caractère et de l'honneur.

Les écoliers français ne seront pas des derniers à prendre leur place dans la bataille de la vie. Ils voudront être, eux aussi, des soldats de la tempérance et former, pour la patrie, les bataillons de l'Espoir !

MAXIME

De l'air pur, de l'eau pure, un cœur pur, c'est la santé et le bonheur.

72. — JEAN-FRANÇOIS

I

Lorsque Jean-François sortit du cabaret, il était minuit ; la neige couvrait le sol ; une lune claire et froide jetait sa lumière sur la rue du village, blanche, déserte, garnie des deux côtés de troncs de sapins qui étincelaient sous le givre, et de ramées que recouvrait l'éclatant tapis.

Jean-François s'avançait pesamment, soutenu par Ricou, son compagnon de bouteille. Jean-François vacillait, butait, se redressait, heurtant contre chaque obstacle. Ricou marchait droit. Parvenus tous deux devant une porte de chétive apparence, Ricou lâcha le bras de Jean-François.

— Bien du plaisir ! lui dit-il, sur un ton moitié jovial moitié railleur.

Puis, il continua son chemin et se perdit, quelques pas plus loin, derrière les premières maisons du *Carre*.

Jean-François resta là. Il avait le loquet sous la main ; toutefois, il hésitait. Balançant un peu sur les talons, la tête lourde, il cherchait à rattraper ses idées : D'où venait-il ? de l'*établissement*, comme on dit chez nous ; cela, il le savait bien. Mais pourquoi donc éprouvait-il une sorte d'ennui, un embarras, une crainte de rentrer chez soi, comme un poids, comme une frayeur ! Qu'avait-il donc fait ? Bu, oui : un pot, deux pots[1], il ne savait plus trop combien ! Fumé la pipe, conté ses affaires, brassé la politique, débité des histoires. Eh bien ! après, qu'y avait-il à redire ? Rien ; Jean-François le pensait.

Cependant il n'était pas à l'aise. Tout en raclant ses souliers, l'un suivant l'autre, sur la planchette à côté du seuil, tout en les frottant sur le balai de sapin :

— Que diantre m'a-t-il donc fait faire, ce farceur de Ricou ! Voyons, voyons, ne tenait-il pas un papier ? Ne tenait-il pas une écritoire ? Oui, oui, il avait un papier... il avait un papier !

Jean ne parvenait pas à relier les circonstances qui accompagnaient ce papier. Ses idées s'arrêtaient court devant la feuille que lui présentait Ricou. Elles y menaient son esprit, elles l'y ramenaient ; une fois là, bonsoir ! Jean-François voyait l'écritoire, voyait Ricou, voyait le papier ! Ce papier le vexait, et comme décidément il ne parvenait pas à savoir pourquoi, comme le froid piquait, que l'horloge avait, pour la seconde fois, sonné ses douze coups, Jean-François acheva de se racler les pieds, enfila le corridor, se cogna de droite et de gauche,

---

[1] Expression usitée en Suisse, pour dire un litre, deux litres.

trouva plus vite qu'il ne croyait la porte de la cuisine, s'y aplatit, poussa et entra.

La cuisine était obscure ; le feu éteint. Suzette, la femme de Jean-François, filait dans la chambre. Jean-François entendait le bruit du rouet. Sans s'appuyer cette fois, il resta debout, droit, tout d'une pièce. Ces ténèbres, ce silence, cette roue qui gémissait, monotone et sans fin, cela faisait froid.

Jean-François toussa, rien ne répondit. Ses mains tâtonnèrent, remuant exprès deux ou trois escabeaux ; rien ne bougea. Jean-François se serait volontiers couché là, contre les cendres ; il n'osa pas ; quelque chose le poussa malgré lui : conscience ou peur, on ne sait au juste.

Suzette, lorsqu'il parut, ne se tourna point. Jean-François émit un son qu'on pouvait prendre pour : Bonsoir. Suzette ne répondit pas. Jean-François erra du poêle encore tiède à la fenêtre dont les vitres se givraient, de la couchette où dormait sa fillette Marie, au réduit où reposait son garçon Louis ; Suzette continua de filer. Jean-François, qui savait ce que cela voulait dire, alourdi, craintif, se dévêtit lentement, gauchement, puis se mit au lit. Sa tête lui pesait un quintal ; à peine enfouie dans l'oreiller de plume, elle s'épaissit tout à fait. Un papier se déploya devant les yeux fermés de Jean-François ; la feuille, d'abord mince, s'élargit, s'agrandit, devint haute, puissante, formidable, et s'appuya de tout son poids sur la poitrine du dormeur.

Suzette alors le regarda d'un air froid et résolu, releva le front, resta les yeux un instant fixés sur les blanches clartés de la lune, tristes et mornes, là dehors ; puis, elle poussa le rouet, éteignit la lampe, croisa les bras, immobile comme un marbre ; et l'on n'entendit plus que Jean-François qui ronflait.

II

Depuis longtemps le soleil dessinait en gais rayons la baie de la croisée sur le plancher, lorsque Jean-François ouvrit les yeux.

Quelle heure pouvait-il être ? Jean s'étira, bâilla, se souleva, regarda le cadran : la petite aiguille s'allongeait sur le IX, la grande sur le VI :

— Neuf heures et demie ! murmura Jean-François.

Il se tourna vers la couchette, elle était vide ; vers la porte du réduit, la porte était ouverte :

— Pardi, bien sûr ! l'école qui commence à huit ! les enfants sont partis.

Le poêle pétillait sous les bûchettes de sapin. Ces gais éclats auraient dû réjouir Jean-François ; tout au contraire, en les entendant, il secoua la tête, chercha son pantalon, son gilet, sa veste, les mit, lourd encore ; et, tout en passant ses manches, la figure impassible de Suzette, le visage ricaneur de Ricou, l'écritoire, le papier, ces images incohérentes, vite reliées entre elles, lui revinrent à l'esprit.

Lorsqu'il les eut nettement saisies, Jean-François se laissa tomber sur un escabeau :

— J'y suis, balbutia-t-il ! Et puis il n'y a pas à dire, m'y voilà !... Et puis c'est que c'est fini ! Et qu'il me faudra payer ! Avec quoi ?

Jean-François regarda vaguement autour de lui :

— Avec quoi, avec quoi ?

Quand il eut répété, tantôt : « C'est que c'est fini ! » tantôt : « Avec quoi ? » Jean-François, à qui nul ne répondait, ouvrit la communication qui donnait dans sa grange et s'en fut gouverner [1] les bêtes. Les bêtes étaient gou-

---

[1] C'est-à-dire soigner, nourrir. La scène se passe en Suisse.

vernées. On voyait leurs mâchoires broyer lentement le fourrage, d'où s'exhalait, à mesure que les bœufs le tiraient, une bonne odeur de prairie.

— Oui, oui, des prés! oui, oui, des bœufs! fit Jean-François.

Jean-François rentra dans la chambre, écouta; rien ne branlait du côté de la cuisine; il s'y hasarda.

Près du foyer mijotait un pot de café. Suzette, au lavoir, écurait un seau. Ni bonjour, ni bonsoir. Jean-François se moucha bruyamment, prit une chaise, poussa la bûche au feu. Pas un mot. Il se décida, mit son pot de café sur la table et déjeuna.

Quand ce fut fait, comme il se disposait à sortir, Suzette se tourna.

Rien qu'à voir ce visage triste, austère, décidé, où l'on sentait une implacable résolution, l'homme s'arrêta net. Suzette, se rapprochant du foyer, s'assit, et, sans qu'elle proférât une parole, Jean-François était devant elle, assis, lui aussi, sur le bord d'un tabouret :

— Pouvez-vous m'écouter? dit Suzette.

Sa voix vibrait claire, glacée, tranchante comme l'acier; il n'y avait pas besoin du *vous* qu'elle employait pour glacer Jean-François jusqu'à la moelle des os :

— Voici douze ans que nous vivons sous le même toit, continua Suzette; voici dix ans que vous buvez. J'ai fait ce que j'ai pu; j'ai travaillé, j'ai souffert, rien n'a servi. Nous possédions un joli bien, vous avez tout dilapidé. Soit le vin, soit le jeu, soit les cautions, tout est loin. J'ignore ce que vous avez fait hier au soir; peu m'importe. Avez-vous frappé dans la main [1] à votre ami Ricou; lui avez-vous vendu pour vingt pièces [2] les bêtes

---

[1] Cautionné, répondu pour lui.
[2] Écus de cinq francs.

qui vous avaient coûté huit cents francs, cela m'est égal.
Mais j'ai quelque chose à vous apprendre : dans le cas
où l'on ferait chez nous une nouvelle saisie, entendez-
moi bien, je n'en supporterais ni la honte pour moi, ni
les suites pour mes enfants. Ils prennent de la raison ;
ils vont mépriser leur père. J'ai des bras, le courage ne
me fait pas défaut ; je veux que mes enfants soient de
braves gens, je les emmènerai.

Là-dessus, Suzette se leva. Jean-François ne trouva
pas une parole. Chose horrible, son âme ne se souleva
point, son cœur ne se déchira pas ; il ne rencontra ni un
mot, ni une larme, ni même un reproche ! Rien ne vibra
dans la poitrine de cet homme qui, une fois pourtant,
avait aimé les siens.

III

Jean-François, tout endurci qu'il fût, éprouva quelque
ennui.

Ne plus voir ni Louis, ni Marie ! se passer de ménagère ! rester seul ?... Il alla trouver Ricou :

— Dis voir, Ricou, tu m'as fait faire une bêtise, hier soir !

— Moi ! de quoi ?

— De quoi ! tu m'as fait ta même farce, ton billet, ta
caution, ton papier, pardine !

— Que ça ?

— Que ça ? crois-tu que ça m'arrange, dis ? tu m'as
déjà plumé comme un oison !

— Ah bah ! il te reste bien assez de duvet comme ça.

— Voyons ! pas de bêtise, rends-moi ce papier.

— Ce papier ! ah ça, Jean-François, qu'est-ce que ça
veut dire : rends-moi ce papier ! Jean-François, es-tu
mon ami, n'es-tu pas mon ami ? dis-le tout de suite,
vois-tu ?

— Ton ami, ton ami ! Je suis ton ami pour boire demi-pot.

— Mais pas pour m'aider, n'est-ce pas? interrompit Ricou.

— Pour t'aider tout de même! Je t'ai bien assez aidé, pardine! tu m'as mis nu comme un ver!

— Allons! voyons, Jean-François, vas-tu caponner? Qu'est-ce que ça veut dire? qu'est-ce que tu risques avec moi, poltron? que veux-tu?

— Je veux, je veux! grommela Jean-François.

— Tu veux venir casser la croûte! dis donc, pas vrai? Voyons voir, à nous deux!

— Pas ce matin!

— Pas ce matin? Et pourquoi, s'il vous plaît, monsieur le baron? Allons, si tu n'as pas peur, viens boire.

Cinq minutes plus tard, Jean-François et Ricou s'attablaient au cabaret.

IV

C'est toujours l'hiver. Nos deux hommes font toujours face à la bouteille, leurs deux coudes bien calés, pipe en bouche, l'un vis-à-vis de l'autre, dans la salle de *l'établissement.*

Décembre, janvier, mars ont passé; on ne le dirait pas. La neige est retombée. Jean-François, l'air ahuri devant Ricou, Ricou, goguenard devant Jean-François, ne semblent pas avoir bougé.

Cependant hier, en rentrant chez lui, Jean-François trouvait une grosse lettre officielle, sous enveloppe grise, avec le timbre du tribunal. Même Jean-François, après l'avoir lue, l'a fixée toute ouverte sur la table, d'un coup de poing. Puis, il est allé trinquer avec son ami Ricou. Ce matin, il y est retourné. Suzette file toujours, seule dans la chambre; les enfants récitent leurs leçons à l'école.

Maintenant, le jour a baissé ; on sent venir le soir. Les grands corps fumants des bêtes qui vont boire à la fontaine semblent s'élargir dans le brouillard ; les femmes attardées rentrent chez elles en secouant la neige de leurs sabots. Devant les fenêtres ternes du cabaret, derrière les vitres épaissies par la chaleur du poêle, on a vu passer un char sur lequel branlaient un bois de lit, une couchette, des matelas, quelques chaises et une armoire ; des marmites pendaient en dessous. Les deux buveurs ont levé la tête.

— Un déménagement ! fait Ricou.

— Tard pour déménager, répond Jean-François, et puis froid ! — Jean-François secoue la main. Il n'a pas froid, lui ! le poêle ronfle ; la fumée du tabac le réchauffe :

— Encore un verre !

— A la tienne !

Minuit vient de sonner. La neige couvre le sol. Jean-François s'avance par la rue déserte ; Ricou le soutient, comme il y a trois mois. Parvenu devant la porte de chétive apparence, Ricou lâche le bras de Jean, murmure : — Bien du plaisir ! avec son ton goguenard, et disparaît derrière les premières maisons du *Carre.*

Jean-François se racle les pieds. Ce soir il n'a rien signé ; il n'y a ni papier ni écritoire pour le tracasser, vu que tout est *frit* et qu'il le sait bien. Jean-François prend résolument le corridor. Il entre dans la cuisine. On y sent l'hiver tout de même ! Le foyer (Jean l'a tâté pour trouver son chemin) paraît glacé comme s'il n'avait pas vu de braise depuis ce matin ! On n'entend pas le rouet.

— C'est drôle ! Suzette se sera couchée.

— Oh ! oh ! fait Jean-François pour appeler, peut-être pour se donner du courage ; rien n'a répondu :

— Elle le fait exprès. — Jean pousse la porte ; la porte rend, en se refermant, un son creux ; on dirait le bruit cassant d'un objet qui bat dans le vide : — C'est drôle ! répète Jean-François. Il avance en hésitant, crainte de rencontrer des chaises ; point de chaises... Où peut être la table ? et le rouet ? Voilà pourtant bien la fenêtre ! Du diantre si l'on y voit goutte ! — Jean-François a toussé : rien ; le même écho sinistre lui répond : — Voyons, voyons, il faut avancer doucement ! je n'aurais qu'à donner contre la couchette ! elle doit être au pied du lit !... et le lit... — Pour le coup, Jean pousse un cri d'effroi. Point de lit, point de couchette, le vide partout, devant ses pas, sous ses mains.

Et, quand il frotta l'allumette, quand il en promena tout autour de lui la lueur vacillante, il vit la grande chambre nue, désolée : plus d'armoire, plus de poêle, plus de rouet, plus rien... que la lettre au timbre du tribunal, ouverte sur l'appui de la fenêtre, et tout à côté, une autre feuille, ouverte aussi, sur laquelle on lisait ces mots tracés en caractères fermes et droits : « *La justice qui vient demain saisir chez vous n'y trouvera ni vos enfants, ni moi, leur mère, ni mes effets personnels et reconnus.*   « SUZETTE. »

Jean-François resta pétrifié, son allumette à la main. Cette chambre lui faisait peur. Il retourna dans la cuisine. La cuisine, en ordre, avec le peu d'assiettes, le peu d'écuelles, et la seule marmite qui appartînt à Jean-François ; la cuisine avec son silence, ses murs noircis, sa haute cheminée en entonnoir où s'engouffrait le vent, la cuisine avec un aspect lugubre et navré que ne put pas supporter Jean-François. Il prit sa lanterne, l'alluma, et s'en fut trouver un tas de paille à l'écurie. Là, du moins, il avait la compagnie des bœufs, de la vache, et chaud.

Hélas ! les bœufs ruminaient, c'est vrai ; la vache aussi ; Jean avait étendu sous son corps deux ou trois brassées

de paille ; mais demain ! Demain, où seraient les bœufs,
où serait la vache, et le fourrage, et la litière, et le dernier morceau de lard dans la cheminée, et les tas de
pommes de terre, et ses habits, et tout ?

Jean-François enfonça la tête entre deux gerbes ; il
eut beau faire, le sommeil ne vint pas.

V

— Voulez-vous revoir Jean-François ?

Il a vingt ans de plus. Le voilà.

Quoi ? ce petit vieux branlant, boiteux, les yeux
rouges, maigre, vêtu d'une mauvaise loque, aviné, qui
sort du cabaret, qui se cogne tout du long contre les
poutres, les charrettes, les gens et les bêtes ! Quoi ? cet
être misérable, après lequel vont courant trois ou quatre
polissons auxquels il faudrait tirer les oreilles ! Quoi ?
cette figure si dévastée par l'ivrognerie et le dénuement
que Suzette même, établie à l'autre bout du canton, entre
ses deux enfants mariés et prospères, ne reconnaîtrait
pas pour le compagnon et le tourment de sa jeunesse !
Cela, c'est Jean-François ?

C'est lui.

Quelque temps il a vécu seul. Mais l'abandon, le foyer
désert, la chambre vide : personne pour chauffer la
soupe, pour griller le café, pour allumer le feu, pour
laver les écuelles, c'était trop dur. Et puis, quand il
rentrait tard, quand il se voyait dans ce grand silence,
cela lui donnait du noir. Alors, Jean loua ses bras. Il se
fit domestique de paysan. Lui qui avait possédé champs,
maisons, son bout de vigne et son pressoir !

Il entra chez un rusé gaillard, moitié cabaretier, moitié cultivateur, qui distillait la gentiane, en avait toujours un verre au service des bons compagnons, ses
ouvriers, faisait le compte quand venait la fin des travaux,

et François, *du diantre, s'il savait comment!* se trouvait, à la Noël, redevoir tantôt quelques sous, tantôt quelques francs au finaud son patron.

Ricou, depuis la saisie, ne lui parlait plus. N'était-ce pas juste? Que restait-il à François? Avait-il de quoi payer *quart de pot* seulement?

Notre homme essaya plus d'un maître : les bons le renvoyaient vite ; les mauvais le traitaient dur et lui retenaient son salaire, sous prétexte du temps qu'il avait perdu, des outils qu'il avait ébréchés.

Il ne trouva bientôt plus à travailler que durant un jour, deux jours par semaine ; cela dans la bonne saison. Tout étant bu, pas un sou ne restait pour la mauvaise. Le voilà sur les bras de la commune.

Si je vous conduisais sur le seuil du réduit où l'on a remisé Jean-François, vous reculeriez de dégoût. Il n'y a rien ; sauf un mauvais poêle, prêté, non donné, car Jean vendrait son dernier vêtement pour boire ; une chaise prêtée ; une écuelle de fer-blanc (les autres sont en morceaux) ; un tas de vieux chiffons, qui lui sert de lit. La commune lui alloue quelques centimes par semaine, juste de quoi ne pas mourir de faim. Mais Jean-François meurt de faim, car le peu qu'on lui donne, il le porte au cabaret.

Ratatiné dans son bouge, d'où s'exhale une odeur pestilentielle, comme si toutes les corruptions s'y étaient donné rendez-vous ; geignant, gelant, hâve et sordide, Jean compte les heures qui lui tombent sur la tête. Il sent vaguement sa honte : il sent positivement le froid, le creux dans l'estomac, l'abandon, l'horreur de son taudis.

Parfois une vision passe devant ses yeux. La nuit, lorsqu'il ne peut dormir, et il ne dort guère, il voit une maison propre, une chambre claire, une femme travailleuse, de petits enfants potelés qui lui tendent les bras, un jardinet où fleurit la rose, un pré couvert de foin frai-

chement coupé, un champ plein de javelles, un bout de
vigne que taille avec habileté un paysan, jeune, à l'air
vigoureux. Jean-François ferme les paupières, un cri se
forme dans sa poitrine. Mais le froid l'étreint, aucun son
ne se produit.

(Fragments extraits de SEPT HOMMES, par l'auteur
des Horizons prochains.)

73. — UN CAS EXTRAORDINAIRE D'ALCOOLISME

Les méfaits de l'alcoolisme sont innombrables : l'action
des boissons fortes sur le système nerveux et sur le
cerveau provoque des accidents parfois étranges. Telle
est la singulière perversion du goût que relatent les
journaux allemands.

Un ouvrier ébéniste, alcoolique invétéré[1], entre deux
fois à l'hôpital de Strasbourg. La seconde fois son cas,
d'abord ordinaire, s'était compliqué de tuberculose et de
douleurs stomacales dont les médecins ne pouvaient
comprendre la cause et que nul traitement ne put modifier. La mort survint rapidement.

L'autopsie découvrit dans l'estomac de cet homme une
sorte de pierre de forme cylindrique de 10 centimètres
de long sur 5 de large et 4 d'épaisseur.

Nouvelle stupéfaction des praticiens qui se perdaient
en conjectures sur la nature et le mode d'introduction
de ce corps étranger.

L'analyse chimique vint donner l'explication de ce fait
et démontra que le produit anormal était un composé
d'alcool et de vernis.

Le malheureux ébéniste avait une telle passion pour
la boisson qu'il absorbait, peut-être inconsciemment, son
vernis. Étrange apéritif s'il en fut !

---

[1] *Invétéré*, qui a une habitude prise depuis longtemps.

74.— CE QUE DEVIENNENT LES ORGANES D'UN ALCOOLISÉ

Désordres causés par l'abus de l'alcool dans le cœur et les reins.
(D'après les tableaux du Dr Lancereaux.)

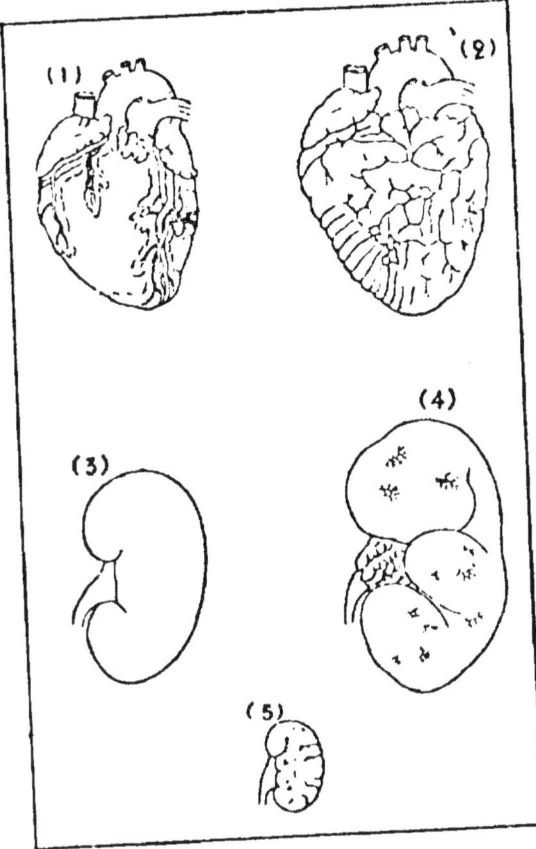

1.— Cœur normal.

2. — Cœur enveloppé de graisse par suite de l'action de l'alcool. C'est une altération de l'organe qui mène promptement à la mort.

3. — Rein normal. Organe très délicat qui sert à l'épuration du sang.

4. — Rein hypertrophié.

5.— Rein atrophié. Ces deux altérations qui semblent contraires l'une à l'autre proviennent de la même cause, qui produit, selon les individus, des effets différents.

On pourrait indiquer par des figures les mêmes désordres occasionnés dans le foie, dans l'estomac, dans le cerveau, etc.

---

75. — LIGUE SCOLAIRE CONTRE L'ALCOOLISME

SOCIÉTÉ DE TEMPÉRANCE

de l'école   de

RÈGLEMENT GÉNÉRAL

ARTICLE 1er. — La Société de Tempérance est dirigée par l'instituteur en chef ou un autre membre du personnel enseignant désigné par lui.

Elle comprend des membres *effectifs* et des membres *protecteurs*.

Art. 2. — Pour être membre effectif, il faut :

1° Avoir une bonne conduite;

2° Être âgé de onze ans au moins, au moment de l'admission;

3° Prendre l'engagement de s'abstenir, jusqu'à l'âge de vingt ans, d'eau-de-vie et autres boissons fortes, et de ne faire qu'un usage modéré de bière ou de vin.

Art. 3. — L'admission a lieu..... fois par an.

Elle se fait avec quelque solennité.

Les nouveaux adhérents prononcent à haute et intelligible voix, devant tous les élèves, le texte de l'engagement, et apposent ensuite leur signature sur le registre de la société.

Art. 4. — Les membres protecteurs ne prennent aucun engagement ; ils soutiennent la société par leur influence morale et par une rétribution annuelle de..... francs.

Art. 5. — Les membres effectifs appartenant à des familles aisées payent une cotisation de..... centimes par mois.

Art. 6. — Les sommes à provenir des rétributions et cotisations dont il est question dans les articles précédents, sont employées à payer le prix d'abonnement ou d'acquisition de journaux, brochures ou autres publications anti-alcooliques, ainsi qu'à organiser de petites fêtes, des excursions, etc., pour les membres de la société.

Art. 7. — En règle, les publications que la société reçoit ou achète sont distribuées en lecture aux membres, qui peuvent les emporter dans leur famille et les conserver pendant un temps à déterminer par le directeur.

Ce règlement, adopté dans la province de Limbourg (Belgique), est un modèle qu'on peut copier ou modifier à son gré. Chaque ville, chaque école peuvent constituer une pareille société sous la forme qui leur paraît la plus convenable, suivant les habitudes et les besoins de la région.

PROBLÈMES

—

(Les problèmes suivants sont donnés à titre de spécimen. Il sera facile aux instituteurs de les multiplier.)

1. Tous les matins, un ouvrier boit un petit verre d'eau-de-vie de 0 fr. 15. Tous les dimanches et tous les lundis, il dépense, en outre, au café 1 fr. 25. Quel capital représente à 4 0/0 la dépense inutile de cet ouvrier par an?

2. Quelle dépense fait par an un ouvrier qui fume par jour 0 fr. 20 de tabac, et dépense par jour 0 fr. 25 au cabaret? Le dimanche, ces dépenses sont doublées.

3. Un ouvrier consommait chaque jour au cabaret 1 lit. 3/5 de vin. Maintenant, pour lui et sa famille il achète son vin à la pièce. La pièce de 228 litres lui revient à 145 francs. Quel avantage aura-t-il à ce nouveau mode, sachant qu'il payait son vin au détail 0 fr. 15 le double décilitre?

4. Un ouvrier mécanicien gagne 9 fr. par jour. Chaque semaine il perd une journée et demie qu'il passe à l'auberge où il dépense en moyenne 3 fr. 50 par jour. Combien, avec ce qu'il perd ainsi pendant 5 ans, pourrait-il acheter d'ares de terrain à 2.700 francs l'hectare?

5. Un ouvrier imprévoyant dépense au café 4 francs par semaine. Combien avec ce qu'il dépense ainsi pourrait-il acheter dans un an de pièces de vin à 41 francs? Combien de litres aura-t-il à boire avec sa famille, si chaque pièce contient 119 litres?

6. En 1850, on consommait en France 585.200 litres d'alcool, soit 1,46 en moyenne par habitant. Combien y avait-il d'habitants en France?

7. En 1860, dix ans après, la moyenne d'alcool bu par habitant était de 2,27; combien cela fait-il de litres d'alcool consommés alors dans toute la France?

8. En 1891, la consommation s'est élevée à 1.669.184 litres d'alcool, soit 4,40 par habitant en moyenne. Quelle a été l'augmentation de la consommation depuis 1850 et depuis 1860?

9. Un jeune homme, commis à la ville, reçoit un traite-ment de 1.500 francs. Son logement lui coûte 150 francs par an; il paye 2 fr. 15 par jour pour sa nourriture, à quoi il faut ajouter 0 fr. 65 en moyenne pour petits verres, apéritifs, absinthe; il dépense 270 fr. 25 pour son entretien et ses menus frais, et fait chaque mois, dans sa famille, un voyage qui lui coûte 4 fr.

Son frère, journalier à la campagne, gagne 2 fr. 85 par jour, en moyenne; son logement lui coûte 50 francs par an; il dépense 527 fr. 25 pour sa nourriture et 102 francs pour son entretien. On compte 60 jours de chômage dans l'année de 365 jours.

On demande:

1° Combien le second frère dépense par jour pour sa nourriture;

2° Quelle somme chacun des deux frères possède au bout de l'année;

3° Quelle somme chacun des deux aura, au bout de dix ans, à intérêts composés.

10. Des statistiques très sérieuses évaluent à 23,3 0/0 l'imputation des décès par l'alcoolisme sur la somme des décès annuels pour une même période, dans une même région. Prenant une région de la France qui compte 6.235 décès dans une année, à combien peut-on évaluer, en moyenne, le nombre de victimes qu'y fait habituellement l'alcoolisme?

11. L'alcool amylique tue à la dose de 1 gr. 8 par kilogramme du poids du corps. Un buveur qui pèse 68 kilogrammes a bu pendant sa semaine 2 litres d'eau-de-vie qui contient 49,1 d'alcool 0/0, à la densité de 0,936.

Dans quelle mesure s'est-il approché de la dose mortelle?

12. Il faut 1 gr. 50 d'alcool méthylique par kilogramme du poids d'un animal pour le tuer, ou 7 gr. 75 d'esprit-de-bois ordinaire. — Un animal a été frappé de mort après avoir ingurgité 4 gr. 25 d'alcool méthylique ; quel était son poids? Un autre animal pèse 6 kil. 825; quelle quantité d'esprit-de-bois devra-t-il absorber pour périr?

13. En France, de 1865 à 1870, 3.550 personnes sont mortes des suites directes de l'abus des boissons. En Angleterre, de 1870 à 1874, 3.800 décès ont eu la même origine. Combien cela fait-il en moyenne, dans chacun de ces deux pays, de décès par an dus à cette triste cause?

14. Une grande usine de fer occupe 11.000 ouvriers. On a calculé que, si chacun d'eux économisait par semaine 1 franc sur ce qu'il dépense à boire inutilement, les ouvriers seraient, au bout de 20 ans, possesseurs de toutes les actions de la Société.

Établir la valeur totale de l'usine et les intérêts qui

reviendraient à chacun des ouvriers, en dehors de son salaire, à partir de la vingtième année.

15. Un jeune ouvrier a l'habitude de perdre une journée de travail par semaine, de fumer et de boire sans besoin quelques petits verres chaque jour. Un de ses amis, voulant lui donner un conseil, fait le calcul de ce qu'auraient produit en 20 ans cette perte de temps et ces dépenses inutiles, si l'argent qu'elles représentent eût été économisé, sachant que l'ouvrier gagne 6 fr. 50 par jour ; qu'il dépense 0 fr. 30 par jour pour son tabac ; qu'il boit par jour trois petits verres à 0 fr. 15. Quel serait à 4 0/0 l'intérêt annuel de la somme trouvée ?

16. Un ouvrier ajusteur gagne 6 francs par jour. Chaque semaine, il perd une journée qu'il passe à l'auberge, où il dépense en moyenne 4 francs ; et, en outre, il boit chaque matin un petit verre d'eau-de-vie de 0 fr. 10. Sachant qu'il a commencé cette triste habitude à l'âge de vingt ans, et qu'il a maintenant quarante ans, combien pourrait-il acheter d'hectares de terrain à 20 francs l'are, s'il n'avait pas contracté cette mauvaise habitude ?

17. Un ouvrier boit pour 15 centimes d'absinthe par jour ; que dépense-t-il par an pour cette absinthe ? Combien, pour cette somme, aurait-il de kilogrammes de pain, le pain de 2 kilos coûtant 0 fr. 70 ?

18. Un ouvrier dépense par jour 0 fr. 20 d'eau-de-vie. Combien cela fait-il par an ? Et, s'il eût économisé cette somme, que lui manquerait-il pour payer son loyer de 125 francs ?

19. Un ouvrier gagne 3 fr. 25 par jour et dépense en moyenne 1 fr. 75 par jour ; il a la mauvaise habitude de faire le lundi, et fait ce jour-là une dépense supplémen-

taire de 3 fr. 50 en moyenne. Le mardi, il ne commence sa journée qu'à midi. Il est vrai qu'il travaille le dimanche. S'il se reposait le dimanche et travaillait tous les autres jours, combien aurait-il de plus à la fin de l'année? Trouvez le montant de ses économies au bout de l'année dans les deux cas?

20. Un ouvrier dépense chaque matin pour 0 fr. 15 d'eau-de-vie et 0 fr. 20 de tabac; chaque dimanche, il dépense pour 2 fr. 75 de vin et 0 fr. 35 de tabac. On demande quelle somme cet ouvrier dépense par an ; quel intérêt lui rapporterait cette somme placée dès lors à 4 0/0 l'an.

21. Deux amis de même âge avaient l'habitude de boire chacun 2 litres de bière par jour, qui leur revenaient à 0 fr. 40 le litre. A l'âge de vingt ans, l'un eut l'idée de renoncer à l'usage de la bière et prit l'habitude de placer l'argent économisé de cette manière au 4 0/0 l'an, en laissant chaque année l'intérêt s'ajouter au capital. A l'âge de quarante ans, il emploie la somme ainsi mise de côté à l'achat d'une petite propriété, maison avec jardin, etc.

On demande quelle est la somme qu'il a pu consacrer à cet achat.

On demande aussi combien de barriques de bière celui qui a continué à boire a vidées pendant le temps qui s'est écoulé entre sa vingtième et sa quarantième année sachant qu'une barrique contient 200 litres.

SUJETS DE RÉDACTION

1. Quels sentiments doit nous inspirer la vue des gens pris de boisson ? Quelles réflexions sommes-nous portés à faire devant ce spectacle ?

2. Les boissons naturelles. Leur usage. Leur utilité.

3. Les boissons artificielles. Différentes espèces. Celles qui sont bienfaisantes. Celles qui sont nuisibles. Usage et abus des unes ou des autres.

4. Comment fabrique-t-on le vin? Décrivez des vendanges.

5. Comment fabrique-t-on le cidre, la bière ? Dans quelles régions principalement?

6. Qu'est-ce que l'alcool? Quand a-t-il été découvert? Comment le produit on ?

7. La falsification des vins. Qu'appelle-t-on ainsi? Quelles substances servent à cette falsification ?

8. La falsification des bières. Comment s'opèrent-elles? Quels en sont les inconvénients ?

9. Qu'appelle-t-on le *bouquet* des eaux-de-vie? Comment le produit-on ?

10. Dites quelle est l'action de l'alcool sur le système digestif.

11. Quelle est l'action de l'alcool sur le foie ?

12. Quelle est l'action de l'alcool sur le cœur?

13. Quelle est l'action de l'alcool sur les poumons?

14. Quelle est l'action de l'alcool sur le cerveau?

15. Quels sont les troubles causés par l'alcool dans la sensibilité?

16. Qu'est-ce que le tremblement des buveurs? Les causes et les effets?

17. Quels sont les troubles occasionnés dans la vue et l'ouïe par l'abus de l'alcool?

18. Décrivez les désordres intellectuels causés par l'abus de l'alcool.

19. Exposez les différentes variétés d'alcoolisme, leurs noms, leurs caractères particuliers.

20. L'alcoolisme aigu et l'alcoolisme chronique. Indiquez leurs différents caractères.

21. Que savez-vous sur l'absinthe et sur les désordres particuliers causés par ce poison?

22. Racontez un ou deux traits de la vie d'Alexandre le Grand.

23. Racontez un trait de la jeunesse de Cyrus le Grand.

24. Que savez-vous de la tempérance de Charles XII, roi de Suède?

25. Racontez quelque épisode de la vie d'un buveur.

26. Montrez l'influence de l'ivrognerie sur la vie de famille.

27. Savez-vous quelques traits qui démontrent les dangers de l'alcoolisme dans la vie sociale?

28. Que faut-il penser de ce qu'on appelle la *petite goutte* et le *coup du matin?*

29. Que savez-vous sur les chiffres de la consommation de l'alcool en France?

30. De quelle façon peut on s'y prendre pour apprécier approximativement ce que l'alcool coûte chaque année à la France en dépenses ou en pertes de toutes natures?

31. Qu'est-ce que la sobriété ou la tempérance ? Qu'est-ce que l'abstinence ?

32. Que savez-vous des Sociétés de tempérance ? Qu'en faut-il penser ?

33. Racontez, expliquez et développez la fable de Florian sur : *La Mort en quête de son premier ministre.*

34. Racontez et appréciez l'histoire de Roger Bontemps.

35. Racontez et appréciez l'histoire du grand Dodiche.

36. Racontez et appréciez l'histoire de Jean-François.

37. Faites un récit à l'aide des deux gravures suivantes :

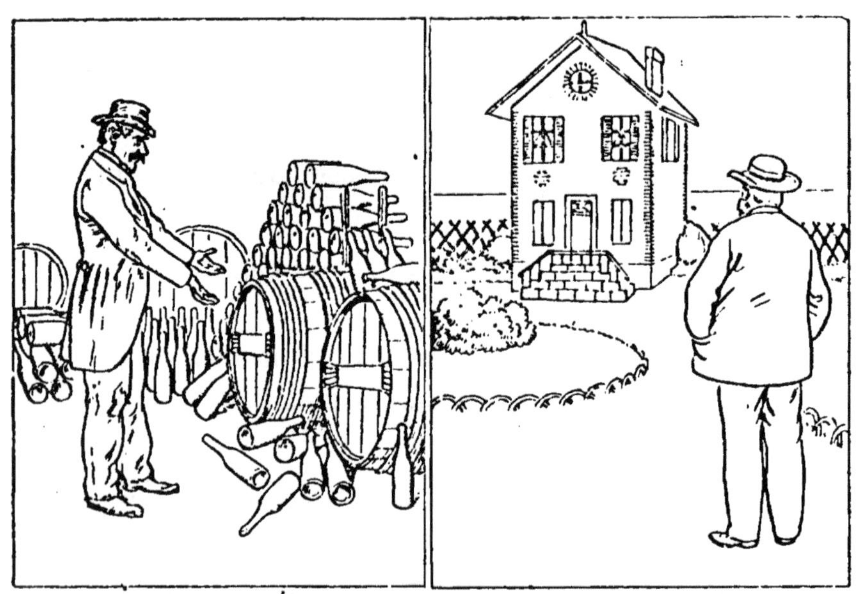

1. — Voilà tout ce qui reste de l'argent dépensé depuis vingt ans ! Des bouteilles et des tonneaux vides !

2. — Voilà une maison et un jardin que j'ai achetés avec les économies que j'ai faites, depuis vingt ans, en renonçant au cabaret !

LISTE

des ouvrages qui sont mentionnés ou qui ont été utilisés dans ce livre.

MM.

BERTHELOT. — *Revue des Deux-Mondes*, 15 nov. 1892.

Dr GADAUD. — *Rapport à la Chambre des députés*, en 1887.

ACADÉMIE DE MÉDECINE. — Note publiée en 1871.

Eugène PICARD. — *Dangers de l'abus des boissons alcooliques*. Manuel d'instruction populaire à l'usage des instituteurs. Ouvrage couronné par la Société française de Tempérance et publié par ses soins. Paris, Donnard, 9, rue Cassette.

Ad. COSTE. — *Alcoolisme ou épargne*. Bibliothèque utile, 0 fr. 60. Paris, Félix Alcan, bd Saint-Germain.

Edmond VALET. — *Petit manuel de tempérance*, avec questions et réponses, adopté par le Conseil de perfectionnement de l'enseignement primaire en Belgique. Bruxelles, O. Schepens, 16, Treurenberg.

L. GRANDEAU. — *L'alcool, la santé publique et le budget*. Paris, librairie du *Temps*, 5, bd des Italiens.

Em. CAUDERLIER. — *Les remèdes à l'alcoolisme en Belgique*. Bruxelles, Manceaux, 12, rue des Trois-Têtes.

Dr A. FOURNIER. — *Dictionnaire de Médecine* de Jacoud.

CLAUDE (sénateur des Vosges). — *L'alcoolisme à la Frontière*. Nancy, Berger-Levrault.

Dr ROCHARD. — *Question d'hygiène sociale*. Paris, Hachette.

Henri MARTEL. — *Genièvre et Cie*. Bruxelles, 1891.

Mme P. BOULANGER. — *Tempérance (répertoire des règles fondamentales des participes français)*, 3, place de la Sorbonne.

Dr E. LANCEREAUX. — *De l'alcoolisme et de ses conséquences, au point de vue de l'état physique, intellectuel et moral des populations*. Paris, Donnaud, 1878.

Jules DENIS. — *Manuel de tempérance*. Genève, 1893.

SEPT HOMMES, par l'auteur des *Horizons prochains*. Paris, Fischbacher.

Le volume d'où est extrait le morceau n° 1 d'*Émile Souvestre* est édité par la librairie CALMANN-LÉVY.

TABLE DES MATIÈRES